Astrid Schillings / Petra Hinterthür

Qi Gong
Der fliegende Kranich

Die selbstheilende Kraft
meditativer Bewegungsübungen
für Körper, Seele und Geist

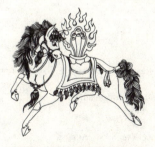

WINDPFERD

Verlagsgesellschaft mbH.

1. Auflage 1989
2. Auflage 1991
3. Auflage 1992
4. Auflage 1995
5. Auflage 1999
© 1989 by Windpferd Verlagsgesellschaft mbH., 87648 Aitrang
Alle Rechte vorbehalten
Umschlaggestaltung: Wolfgang Jünemann
Zeichnungen: Petra Hinterthür
Fotos: Michael Bässler
Gesamtherstellung: Schneelöwe, 87648 Aitrang
ISBN 3-89385-033-3

Printed in Germany

Inhaltsverzeichnis

Erstes Vorwort 5

Zweites Vorwort 7

I. Teil – Die Grundlagen
von Petra Hinterthür 11

   1. Kapitel
   Was ist Qi Gong? 13

   2. Kapitel
   Kurzer geschichtlicher Überblick 19

   3. Kapitel
   Die Bedeutung des Kranichs in der ostasiatischen
   Mythologie und Geschichte 25

   4. Kapitel
   Die 12 Meridiane, die 8 Extra-Energiebahnen
   und ihre Energie-Zentren 29

   5. Kapitel
   Yin und Yang und die 5 Elemente 55

II. Teil – Übungen
von Petra Hinterthür und Astrid Schillings 63

   6. Kapitel
   Übungszeiten für Qi Gong 65

   7. Kapitel
   Was bei Qi Gong zu beachten ist 71

   8. Kapitel
   Vorbereitung auf die Qi Gong-Übungen 77

   9. Kapitel
   Beschreibung der 5 Übungs-Formen 83

  10. Kapitel
   Die 6. Übungs-Form: Das Qi-geführte Üben
   aus der Stille (Zifa-Gong) 171

11. Kapitel
Wer das Fliegende Kranich Qi Gong
nicht praktizieren sollte 179

12. Kapitel
Das Atmen im Qi Gong 183

13. Kapitel
Selbstbehandlungs-Übungen von einigen
Krankheitszuständen 189

III. Teil – Die äußere Praxis und der innere Weg
von Astrid Schillings 213

Einleitung 215

14. Kapitel
Betrachtungen zum Gesundsein und Kranksein 217

15. Kapitel
Der fliegende Kranich als gelebte Bewegung 229
Beginn der Praxis – Erlernen der Form 230
Spüren von Yin und Yang – Lösung und Spannung 232
Wirkung der Übung – Innen und Außen 239
Spuren von Meditation – Die formlose Form 244

16. Kapitel
Die Wandlungen 253

17. Kapitel
Bemerkungen zu außergewöhnlichen Zuständen 269

IV. Teil – Anhang 273
Zhào Jin Xiang – der Begründer des Hè Xian Zhuan,
Fliegender Kranich-Qi Gong 274
Cheung Chun Wa – unser Lehrer aus Hong Kong 276
Biographien von Petra Hinterthür und Astrid Schillings 277
Anmerkungen 279
Literaturverzeichnis 281

Erstes Vorwort

Wenn ich morgens gegen zehn Uhr in Honkong zu Cheung Chun Wa zum Qi Gong-Unterricht ging, saßen dort oft Menschen auf der kleinen Plastikcouch im Wohn- und Unterrichtszimmer der Familie. Sie hatten gerade eine Übungsstunde beendet, ruhten sich aus und sprachen miteinander – chinesisch. Hin und wieder fragte mich jemand, meist eine der Frauen, mit anteilnehmendem Gesicht in freundlichem Honkong-English: »Und welche Krankheit haben Sie?« Ich hörte mich sagen: »Keine. Ich möchte es nur lernen.« Erst in diesem Moment wurde mir bewußt, daß Qi Gong eine wirksame Heilmethode ist – ohne Rezept und Medizin. Die jeweils Fragende erzählte mir von ihrem Krebs, ihren Magen- und Herzproblemen oder von dem, was immer sie in die kleine, laute Wohnung im elften Stock eines Hochhauses am Hafen geführt hatte. Aber warum ich es denn lernen wollte, wenn mir nichts fehle? Ich konnte nicht antworten. Es war die Übung, die Übung selbst, die mich gerührt hatte.

Die pragmatische Seite des Fliegenden Kranich-Qi Gong ging mir nur langsam auf, später. Es ist nicht so, daß der Nutzen mir unwichtig erscheint. Die helfende Beruflerin in mir fühlt sich angesprochen: eine psychosomatische Übung, billig, praktisch, für jede und jeden, eine allgemeine »Gesundheitssorge« samt Krankheitsvor- und Nachsorge: Leib, Seele und Geist angesprochen – in einer Übung. Wunderbar. Und zugleich, all das trifft es noch nicht ganz, das Herz des Kranichs. Nicht das, was ihn im Grund bewegt. Als ich die Bewegungen zum ersten Mal bei Petra Hinterthür in Japan sah, wußte ich nicht, daß Zhào Jin Xiang, der Erfinder dieses Qi Gong, erst einmal stille gesessen hatte, bevor er die Übung erfand und wie krank er gewesen war, bevor er weise wurde. Mir war, als würde ich in den Bewegungen etwas wiedererkennen – in diesen stummen, meist runden, langsamen Formen. Dabei steht man nur da und bewegt – innen und außen, rechts und links, unten und oben, Arme, Beine, Kopf und Rumpf. Auch ein großer Vogel hebt und senkt nur seine weiten Schwingen im Flug. Und doch, wenn wir ihm eine Weile zuschauen, scheinen sich Raum und Zeit zu dehnen, und Stille wird sichtbar. Irgendwas tröpfelt durch, von dem Zhào Jin Xiang sagt, es sei die Weisheit des Kosmos, die sich durch den Leib widerspiegele. Graf Dürckheim nennt das, der Leib, der ich bin, im Unterschied zum

Körper, den ich habe. Im Qi Gong entscheidet jeder Übende für sich selbst. Ich kann üben, mit dem Körper, den ich habe, um gesund, lebenstüchtig und persönlich erfolgreich zu werden. Das ist legitim. Ich kann üben, um durchlässiger zu werden im Leiblichen, Seelischen und Geistigen für die Weisheit, die mich sein läßt, wer ich bin. Auch das ist eine Möglichkeit.

Cheung Chun Wa schlug mir noch in Hong Kong vor, den Fliegenden Kranich auch in Europa zu unterrichten. Er war von Anfang an überzeugt, daß der Kranich bei uns Europäern genauso wirken kann wie bei Chinesen. »Du wirst Deinen Weg finden, den Leuten zu sagen, was der Fliegende Kranich ist. So habe ich es gemacht.« Für seine unermüdliche Geduld und Ermutigung kann ich mit Worten nicht danken. Der Kranich fliegt nun in vielen europäischen Ländern.

Auch der Impuls, über das Kranich-Qi Gong zu schreiben, ging von Cheung Chun Wa aus. Er hat unsere Arbeit großzügig und kraftvoll getragen. Wir sind dafür besonders dankbar, weil wir uns ohne Übersetzer direkt in englischer Sprache verständigen konnten. Im Schreiben dieses Übungsbuches haben die Wege zweier Menschen Ausdruck gefunden. Wir, die Autorinnen, entdeckten Gemeinsames und Unterscheidendes bei der Auseinandersetzung mit dem, was Qi Gong ist, auch für jede von uns ist. Das »Du« erschien uns als direkte Anrede geeignet, das Lernen zu eleichtern.

Ich danke den bei mir Lernenden für die Anregungen, die sie mir so bereitwillig gegeben haben, auch Dr. med. Haumont, Hedio von Stritzky, Edith, Sebastian und Beate Schillings für ihre spontane Hilfsbereitschaft. Petra und Paul Hinterthür luden mich zu sich nach Hong Kong ein. Nur so war es mir möglich, den Fliegenden Kranich zu lernen. Ich danke ihnen ganz herzlich für ihre Gastfreundschaft und dafür, daß sie mir Zeit ließen. Im Besonderen gilt mein Dank Bill Fraser. Er war der erste, dem ich die Übung weitergeben durfte. Natürlich freut es mich, daß auch ihm daraus die Lehrautorisierung durch Meister Zhao selbst erwachsen ist. Bills aktive Teilnahme und Geduld waren mir eine große Stütze.

Astrid Schillings

Zweites Vorwort

Als ich im Herbst 1983 in Hong Kong mit der chinesisch-daoistischen Atem- und Bewegungsübung *Qi Gong* zum erstenmal in Berührung kam, fühlte ich mich gesundheitlich und seelisch sehr labil. Die chinesischen Schulmediziner hatten mir alle nur erdenklichen Normalwerte attestiert – und dennoch spürte ich einen tiefen Urschmerz in mir. Ich wußte keine Antwort.

Der damals in Hong Kong lebende deutsche Arzt Dr. Roland Heber nahm mich mit zu dem chinesischen Kräuterarzt *Wu I-San*, der durch Auflegen von 3 Fingern am Puls beider Arme die Diagnose stellte. Demzufolge hatte ich substantielle Hitze und einen Energie-Blutstau in der Leber, einen mangelhaften Milz-Yang, einen durch die ›hitzige‹ Leber angegriffenen Magen und bereits geschwächte Nieren. Inzwischen weiß ich, daß ein langandauernder Zustand wie ›große Hitze in der Leber‹ zu einer langsamen inneren Verbrennung des Organismus und schweren Krankheiten führen kann. Es war sehr interessant für mich festzustellen, daß ich für westlich geschulte Ärzte gesund war und für traditionelle, chinesische ›Heiler‹ bereits bedenkliche körperliche Mängel aufwies.

Dieser deutsche Arzt stellte mich ebenfalls dem chinesischen *Qi Gong*-Lehrer *Cheung Chun Wa* vor, der das *Hè Xian Zhuang*, das *Fliegende Kranich-Qi Gong*, unterrichtete. Diese *Qi Gong*-Form basiert auf einer festgelegten Übungsfolge, die die Bewegungen des Kranichs imitiert. Wir trafen uns jeden Dienstagabend in seinem etwa 10 m² großen Übungsraum, der auch gleichzeitig als Gesangsstudio genutzt wurde. Ich war die einzige Ausländerin und Anfängerin, während zur gleichen Zeit noch etwa 6 weitere, fortgeschrittene Schüler von der Frau von *Cheung Chun Wa* im selben Raum unterrichtet wurden. Die Atmosphäre war locker und doch konzentriert. Jeder wußte, warum er da war und *Qi Gong* lernte. Es war kein geselliges, sozial-kommunikatives Treffen. Nach etwa 5 Minuten entspannenden, vorbereitenden Gesprächs gingen wir zum Unterricht über, der eine Stunde dauerte. Die Anwesenheit der Fortgeschrittenen war für mich vorteilhaft, denn so konnte ich nicht nur von meinem Lehrer, sondern auch von ihnen lernen. Besonders faszinierend fand ich die Bewegungen der letzten, der 6. Form, die vom *Qi* geführt wird und als formlose Form bezeichnet werden kann. Nach etwa 8 Wochen hatte ich die 5 Übungs-Formen des *Fliegenden Kranichs* soweit erlernt, daß ich zur 6. Form übergehen konnte. Ich gebe zu, daß ich verkrampft war und die Selbstbewegung willentlich und zu zielstrebig beeinflußte. Nach 4 weiteren Wochen spürte ich die negativen Auswirkungen meiner unnatürlichen Willens-anstrengung: Ich bekam Kopfschmerzen, schlief nachts sehr unruhig, hatte verrückte, unangenehme Träume, fühlte Beklemmungen im Brust-korb, hatte leichte Schwindelgefühle und meinte, mich ständig überge-ben zu müssen. Zweifelnd und aus Angst, mein Zustand könnte sich verschlechtern, hörte ich eine Weile auf, überhaupt *Qi Gong* auszuüben. Danach praktizierte ich es unregelmäßig, was zur Folge hatte, daß sich meine körperlich-seelische Verfassung nur sehr langsam besserte.

Im Dezember 1985 lernte ich in einem japanischen Kloster, während eines intensiven Zen-Meditations-Kurses, Astrid Schillings kennen. Ei-nes abends schob sie die Papierschiebetür meines Tatami-Gästezimmers zur Seite, um mir mitzuteilen, daß das O-Furo (heißes Bad) frei wäre, und überraschte mich bei der Himmels-Erdsäulen-Position der 2. Übungs-Form. Sie war begeistert von *Qi Gong*, besuchte mich in Hong Kong und lernte ebenfalls das *Hè Xian Zhuang* von *Cheung Chun Wa*. Ich bin ihr dankbar, daß sie kam und mich mit ihrer Begeisterung für das *Qi Gong* dieser Übungsform wieder nähergebracht hat. Erst seitdem praktiziere ich den *Fliegenden Kranich* regelmäßig und mit Erfolg. Dank der Übungen und der Meditation geht es mir heute körperlich gut. Meine seelische Verfassung hat sich ebenfalls stabilisiert. Ich fühle mich gelassener, weniger aggressiv und positiver. Meine Beziehungen zu Menschen sind ehrlicher, bejahender und weniger fordernd geworden. Ich bin heute dankbar für das, was ich bin, und akzeptiere mich so, wie ich bin.*

Vor kurzem habe ich für ein paar Wochen die *Qi Gong*-Übungen ausgesetzt, weil ich sehr intensiv, zum Teil auch nachts, gearbeitet habe. Ich stellte fest, daß Symptome wie z.B. Agressivität wieder ein wenig spürbar wurden und ich in einige alte Verhaltensmuster zurückzufallen drohte. Durch die *Qi Gong*-Übungen ist nicht nur mein Körperbewußts-ein gewachsen, sondern auch meine Wachheit gegenüber ›Verhaltens-Spielen‹ stärker geworden. Mir ist klar geworden, daß nur die Kontinuität

*(Ab Herbst 1988 plane ich, Qi Gong zu unterrichten.)

des Übens für einen dauerhaften Erfolg sorgen kann. So wie der Fluß
nur ein Fluß ist, wenn sein Wasser fließt, so würde der Erfolg der *Qi
Gong*-Übungen versanden, wenn der Fluß des Übens einmal unterbrochen wird.

Über das *Qi* wird hier im Westen immer noch gerätselt. Es gibt
diverse Definitionen (s. Kapitel 1), aber ich glaube, es ist wichtig, es in
sich selber einmal zu spüren, um es zu verstehen. Ich las vor 8 Jahren
zum erstenmal etwas über das *Qi* in Büchern über chinesische Kunstgeschichte. *Xie Hè* verfaßte 490 n. Chr. einen Aufsatz über die 6 Prinzipien
(Gesetze) in der chinesischen Malerei. Das wichtigste Prinzip ist seiner
Meinung nach die Manifestation des *Qi*, der Seele, des Lebens-Rhyth-
mus oder des Pulses des Lebens. Ohne *Qi* ist, nach chinesischer Auffassung auch heute noch, ein Bild leblos und langweilig. Es strahlt nichts
aus außer technischer Virtuosität. So wie der spirituelle, kosmische
Rhythmus in einer chinesischen Landschaft die höchste Kunst der Malerei bedeutet, so wurde dieses Lebens-Prinzip im klassischen China auf
alle Bereiche der Kunst, Kultur und sogar Politik übertragen.

Doch über das *Qi* zu reden, zu schreiben, es in etwas Anderem zu
erkennen oder es tatsächlich in sich selber zu spüren, ist ein großer
Unterschied. Das eine ist die äußere Annäherung an das *Qi*, das andere
ein Wagnis zu sich selbst. Bei den *Qi Gong*-Übungen spürt man das *Qi*
sehr schnell in Form von Wärme, Kribbeln oder Vibrieren. Dies ist das
eigene, innere *Qi*, das im Organismus fließt und wirkt. Es gibt auch ein
äußeres *Qi*, das von außen her dem Körper zugeführt wird. Ich hatte
einmal ein sehr interessantes Erlebnis, wo ich während eines chinesischen Abendessens in Hong Kong einen *Qi Gong*-Meister aus Beijing
traf. Er schickte sein *Qi* über eine Entfernung von etwa 4 Metern, durch
Papier und andere Gegenstände, zu mir hinüber. Ich mußte meine
geöffneten Hände vor und seitlich meines Kopfes halten. Ohne, daß ich
es wollte, fingen meine Finger an sich zu bewegen. Tief versteckte
Emotionen kamen hoch und zum Vorschein, und ich spürte das *Qi* in
mir fast ruckartig, gewaltig. Es überwältigte mich wie eine Flutwelle. Er
schaffte es, zu viel bei mir im Kopf gelagertes *Qi* spürbar in mein
Dantian (s. 5. Kapitel) zu leiten, was ich wie ein Glucksen oder Gießen
empfand. Danach fühlte ich eine unglaubliche Erleichterung. Ich fing an
zu lachen. Alle Leute um mich herum lachten, überraschend befreit,
mit. Die Stimmung war fast ekstatisch frei und gelockert.

Ich bin noch einige Male der Versuchung erlegen, mir von außen her

Energie zuführen zu lassen. Aber das ›Pflücken der Blumen aus Nachbars Garten‹ brachte immer nur vorübergehende Freude oder Besserung. Die Blumen verblühten – und so verging die Wirkung. Es ist besser, die Samen einmal selbst zu säen und die Wurzel im eigenen Boden zu nähren.

Auf einer Reise durch China hatte ich einmal das Glück, den Erfinder des *Fliegenden Kranich-Qi Gong*, *Zhào Jin Xiang*, in Beijing zu treffen. Dies ist kein großes Verdienst meinerseits, denn jeder kann ihn treffen. Aber für mich war es wichtig, diesen bekannten, bescheidenen und wohlwollenden Mann einmal kennenzulernen. Seine Empfehlungen an jeden, der das *Fliegenden Kranich-Qi Gong* lernen und ausüben möchte ist, sich zu entspannen, den Geist, die Seele und den Körper zu lockern und in Einklang zu bringen–sonst nichts.

Abschließend möchte ich mich bei folgenden Personen bedanken: bei Dr. Roland Heber, der mich dem *Qi Gong*-Lehrer *Cheung Chun Wa* vorgestellt hat; bei *Cheung Chun Wa*, meinem geduldigen, bemühten, aufrichtigen und kompetenten *Qi Gong*-Lehrer; bei Astrid Schillings, die mich dem *Qi Gong* wieder näherbrachte, und die mir über das *Qi Gong* eine liebe und inspirierende Freundin wurde; bei *Wong Kee-Chee* in Hong Kong und *Hua Hengbo* in Hamburg, die mir bei den Übersetzungen chinesischer Texte halfen; bei *Wu I-San* und Dr. *Dông Jîn* in Hong Kong, die mir die Wahrheit sagten und mir die Tür zum Geheimnis chinesischer Medizin und Lehre öffneten; und bei meiner Familie Paul und Peer, die mich in meiner Arbeit geduldig unterstützten und verstanden.

Petra Hinterthür

I. Teil

Die Grundlagen

von
Petra Hinterthür

1. Kapitel

Was ist Qi Gong?

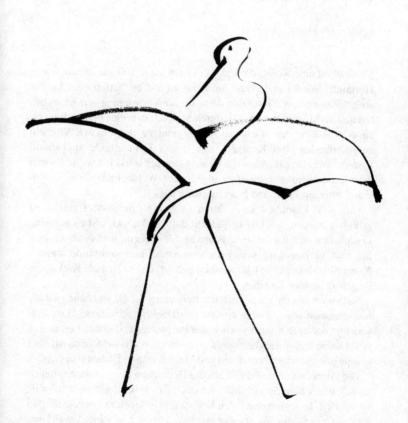

Der Geist des Tales stirbt nicht,
denn er ist die Kraft des Weiblichen
und die Wurzel von Himmel und Erde.

Laozi – Daodejing –6. Vers

Qi Gong ist eine Kunst, die jeder erlernen kann, völlig unabhängig von
Herkunft, Wissen und Alter. Sie kann im Stehen, Sitzen oder Liegen
ausgeführt werden. Gesunden dient sie zur Vorbeugung von Krankheiten und als Möglichkeit, das *Qi* durch Meditation in eine höhere Energie
zu verwandeln, den ›Geist zu leeren‹ und zu den eigenen Wurzeln
zurückzufinden. Bei Kranken wird sie als Heilmethode angewandt.
Systematische, regelmäßige *Qi Gong*-Übungen stärken das *Qi*, fördern
die Gesundwerdung, schaffen allgemeines Wohlbefinden und wirken
sich positiv auf Geist und Nervensystem aus.

Fast jede Krankheit kann durch *Qi Gong* geheilt oder zumindest
gelindert werden. Wichtig ist jedoch, daß der Mensch erst einmal eine
Eigenverantwortung für seine Krankheit übernimmt und sie als Chance
für eine Verbesserung seiner Lebenshaltung und -umstände ansieht.
Neuere Erfahrungen in China haben gezeigt, daß sogar viele Krebskran-
ke geheilt werden konnten.

Stellen wir uns die Frage nach der Bedeutung des *Qi*, so können wir die
Interpretation des 6. Verses von *Laozi's Daodejing* anführen: »Das ›Tal‹
bedeutet der leere Raum zwischen den Bergwänden. ›Tal‹ heißt es, weil es
kein Dasein hat, ›Geist‹ heißt es, weil es darum doch ›nicht nicht‹ ist. Man
könnte beinahe übersetzen: Geist und Materie in ihrer Einheit sind ewig.«[1]

Die Antwort auf die Frage nach der Bedeutung des *Qi* könnte ähnlich
ausfallen: Es ist nicht sichtbar und doch ist es ›nicht nicht‹, d.h. es ist
vorhanden. Es strömt durch den Körper und ist lebensnotwendig für den
ganzen Organismus. Es ist nicht greifbar, und doch ist seine Auswirkung

in körperlicher, geistiger und seelischer Hinsicht spürbar. Eine der Übersetzungen des chinesischen Wortes *Qi* ist Luft, Dampf oder Atem. Es entspricht dem griechischen *Pneuma* oder dem Sankrit-Wort *Prana*. *Qi* kann aber auch mit Lebens-Energie, Lebens-Kraft, Ursprungs-Kraft, Lebens-Essenz, feinstofflicher Fluß, Körper-Elektrizität, Wolken, rhythmische Vitalität übersetzt werden.

Die chinesischen Weisen glaubten, daß *Qi* die Grundlage allen Wachstums und aller Entwicklung sei. Im *Buch der Leiden* aus der *Zhou* Dynastie (1122–255 v. Chr.) wird gesagt, daß »Leben entsteht, wenn *Qi* vorhanden ist, sich Formen bilden, wenn *Qi* sich entfaltet, und Wachstum beginnt, wenn sich *Qi* bewegt.« Im chinesischen Volksmund sagt man, daß ein Mensch gesund ist, wenn er ausreichend mit *Qi* versorgt ist. Mangelt es ihm an *Qi*, wird er kränkelnd und negativ in seiner Ausstrahlung. Wenn kein *Qi*, keine Lebens-Kraft, mehr vorhanden ist, stirbt er. Das Geheimnis ist, weder zu wenig noch zu viel Lebens-Energie zu haben, um einen ausgewogenen Gesundheits-Zustand zu erhalten.

In China sind über 30 Arten von *Qi* definiert worden. Wir erwähnen hier nur einige: Das *Xiantianzhi Qi* (auch *Yuan Qi*) stellt die vorgeburtliche, embryonale Energie dar und wird in den Nieren (Nieren-Energie) gelagert. Das embryonale *Qi* wird im Laufe des Lebens langsam verbraucht und wird ergänzt vom *Houtianzhi Qi*, dem nachembryonalen oder erworbenen *Qi*. Dieses erworbene *Qi* setzt sich zusammen aus dem Nahrungs *Qi* (Zufuhr von Energie durch Nahrung und Getränke) und dem Atmungs *Qi*. Sauerstoff wird dabei dem Körper zugeführt und verwandelt die Nährstoffe in Energie. Atmung stärkt die Kraft des *Qi*. So wie der Atem natürlich kommt und geht, so gleicht das *Qi* dem unaufhörlichen, großen Strom, der umso schneller und kraftvoller fließt, je mehr Wasser er führt. Dieses große Energie-Strom durchdringt und strömt durch den Körper. Er ergießt sich über ein dichtes Netz von Energie-Bahnen, Meridiane genannt (s. 5. Kapitel), versorgt die Organe, das Gewebe, die Muskeln, das Blut und die Nerven mit warmer, vitaler Lebenskraft. Das *Qi* fließt immer dorthin, wo es gebraucht wird: bei Blockaden in den Meridianen, bei kranken Organen oder sonstigen Schwachstellen im Organismus. Es bewegt sich selbst. Das Charakteristische am *Qi* ist, daß es fließt.

Die Verbindung aus embryonalem und erworbenem, nachembryonalem *Qi* bezeichnet man als *Zhen Qi*, Ursprungs *Qi* oder wahres *Qi*. Es bildet die Grundlage für die Funktionsfähigkeit des gesamten Organismus.

Das Element *Qi* wird durch zwei weitere Energie-Elemente ergänzt, welche die chinesischen Weisen *Jing* und *Shen* bezeichnet haben. *Qi*, *Jing* und *Shen* werden die drei ›Schätze‹ des Menschen genannt. Zusammen bilden sie eine lebensnotwendige Einheit.

Jing ist die Essenz, das Wesen des Menschen. Es ist die Wurzel, Mutter oder das Bauelement für *Qi*, das in diesem Vergleich den Stamm oder das Kind darstellt. Es wird ebenfalls in den Nieren gelagert. Jing verkörpert das Blut und formt die äußeren Abläufe der Feinstmaterie im Organismus wie etwa die Fortpflanzung. Daher heißt es auch Samen *Qi* oder Sexual-Energie. Ferner sorgt es für die Verteilung der Nährstoffe und alle körperlichen Aktivitäten.[2]

Shen ist das ergänzende Element zu *Qi* und *Jing*. Es wird mit ›göttlicher Kraft‹ oder ›Geist‹ übersetzt, da es die Funktionen des Bewußtseins und des Unbewußten beeinflussen kann. *Shen* bezeichnet den »aktiv organisierenden, verwandelnden, eine Individualprägung verleihenden und erhaltenden Einfluß«.[3] Es repräsentiert das undefinierbare Geheimnis der Spiritualität. Das Schatzkästchen *Shen* vereint *Yin* und *Yang*, den Makro- und Mikrokosmos, das Göttliche und Menschliche in einem.

Ein möglicher Weg, das *Qi* fließen zu lassen oder es zu aktivieren, ist *Qi Gong* zu praktizieren. *Gong* heißt Übung, Methode, Wirkung, Arbeit, Disziplin, Handlung, Lehre oder das Aktivieren. *Qi Gong* ist eine chinesische, bewegungsorientierte, daoistisch-meditative Übung oder Methode, das *Qi* zu aktivieren und zum Fließen zu bringen. Sie besteht aus weich-fließenden, präzisen Bewegungen, die durch Atmung, Körperentspannung und Meditation unterstützt werden.

Ursprünglich gab es in China fünf unterschiedliche Schulen, in denen *Qi Gong* gelehrt und praktiziert wurde: die Daoistische, Buddhistische, Konfuzianische, Medizinische und Kampfsport-Schule.[4] Alle verfolgten dasselbe Ziel: die geistige, seelische und körperliche Verfassung gesund zu erhalten oder gesunden zu lassen. Doch während sich die ersten zwei Schulen auf die innere Stärkung von Geist und Seele konzentrierten, legten die Konfuzianer großen Wert auf die Stärkung der Selbstkontrolle, Aufrichtigkeit, kultivierten Chrarakter und Moral. Das Hauptanliegen der Medizinischen Schule war die Heilung von Krankheiten, und die Kampfsport-Schule förderte die Entwicklung von Körper- und Widerstandskraft. Heute sind die Grenzen fließender. Besonders im Westen wird oft mehreren Neigungen mit einer *Qi Gong*-Form entsprochen. Die Daoisten unterschieden ursprünglich zwischen dem *Wai Dan* und dem

Nei Dan Qi Gong. Wai Dan kann mit dem ›alchimistischen Elixier des Lebens‹[5] übersetzt werden, das durch Einnahme eines Wundermittels (die ›Pille der Unsterblichkeit‹) erreicht werden sollte. Viele Sagen, Geschichten und Lebensläufe von Kaisern und anderen Persönlichkeiten drehen sich um die Suche, das Verlangen nach dieser Wunderpille. Einige starben jedoch durch ihre Gier auf ewiges Leben nach der Einnahme von giftigem Quecksilber. (*Dantian*, das Sammelbecken von *Qi*, heißt übersetzt: Zinnoberfeld, eine Quecksilber-Verbindung, mit der die alten Weisen Unsterblichkeit in Verbindung brachten). Im *Wai Dan Qi Gong* wurde die Einnahme von äußeren Mitteln (wie Pulver oder Pillen) verbunden mit Atem-Übungen oder sehr sparsamen Bewegungs-Übungen.

Nei Dan, auch inneres Elixier genannt, weil ein langes Leben von innen oder durch innere Übungen erreicht werden soll, ist die Grundlage aller heutigen *Qi Gong*-Übungen. Die übende Person richtet ihr Bewußtsein auf *Dantian* (s. 5. Kapitel), den Kleinen und Großen Kreislauf. Dies ist auch im *Fliegenden Kranich-Qi Gong* der Fall. Dabei wird durch bestimmte Übungen das *Qi* gestärkt, ergänzt und, mit Hilfe der Vorstellungskraft, durch den Körper geleitet.

Im heutigen China wird *Qi Gong* vorwiegend als Heilmethode in Krankenhäusern empfohlen und praktiziert oder von Laien privat unterrichtet. Der spirituelle, religiöse Bezug wird offiziell nicht mehr erwähnt.

2. Kapitel

Kurzer geschichtlicher Überblick

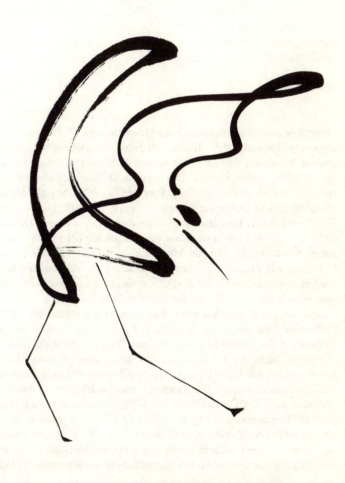

Die Vergangenheit hilft uns,
die Gegenwart zu spüren
und die Augen zu öffnen
für die Zukunft

Petra Hinterthür

Schriftliche Aufzeichnungen über die Geschichte des *Qi Gong* sind nur fragmentarisch vorhanden. Traditionell haben die chinesischen ›Kundigen‹ ihr Wissen nur mündlich, von Meister zu Meister oder vom Meister zum Schüler, weitergegeben. Das chinesische Klassiker-Medizinbuch *Huangdi Neijing Suwen* oder nur *Suwen* (3./2. Jh.v.Chr.) gilt als das älteste schriftliche Dokument, in dem es einen Bericht über *Qi Gong* gibt. Es soll während der Regentschaft des legendären Gelben Kaisers *Huangdi* (2697–2597 v.Chr.) geschrieben worden sein. Im Kapitel *Shuwen Shanggutian Zhenlun*[6] steht: »Es gibt Menschen auf der Erde, die kennen das Geheimnis von *Yin* und *Yang*, atmen kosmische Luft und können sich auf das Innere konzentrieren. Ihr Körper und Geist können eins werden. Sie können so lange leben, bis sich Himmel und Erde ändern.«

Das *Yijing (I Ging* – Buch der Wandlungen), ein chinesisches Weisheits- oder Orakelbuch aus der Zeit vor 2400 v.Chr., basiert auf der Vorstellung der Interaktion von *Yin* und *Yang*, Naturkräfte werden dargestellt durch die 8 Trigramme, aus denen man 64 Hexagramme kombinieren kann. Diese Hexagramme wurden von Weisen der Inneren Alchemie übernommen, die durch sie verschiedene innere Prozesse (Wandlungen) versinnbildlichten.[7] Die 8 Trigramme werden auch heute noch zur Beschreibung der *Qi*-Bewegung im Körper angewandt. In der *Zhanguo*-Periode (Zeit der Kämpfenden Staaten 476–221 v.Chr.) hatten die Chinesen schon reichere Erfahrungen mit der *Qi Gong*-Lehre und *Qi*-geführten Atemübungen. Bei Ausgrabungen wurden einmal 12 Jadesäulen aus dieser Zeit gefunden, auf denen steht: »Wenn man tief einatmet, wird sich *Qi* vermehren. Wenn man *Qi* in sich führen und nach Belieben leiten kann, wird es ruhig und kraftvoll. Beim Ausatmen steigt es nach oben bis zum Gipfel. Es wird Kontakt aufnehmen zum Himmels- und Erdgeheimnis. Wenn man nach diesem Gesetz übt, wird man lange leben.«[8]

Ein großer Verfechter intuitiver Lebenseinsicht und Medizin war *Laozi* (*Laotse*, ca. 571 v.Chr. und Zeitgenosse von *Kongzi, Konfuzius*). In seinem Sinn-Buch *Daodejing* (*Tao te king*) sprach auch er über eine natürliche und dennoch bewußt erlebte Atemtechnik zur Aktivierung des *Qi*-Flusses, die der Lebenspflege und -verlängerung dient. Sein berühmter Nachfolger *Zhuangzi* (*Tsuang-tzu*, 350–270 v.Chr.) manifestierte das Konzept von *Qi*, des ›Geistes‹ oder ›Seele‹ noch weiter. Er schuf den Begriff *Qi* im Sinne von ›Spirit‹, der nicht nur im All und im menschlichen Leib zu finden sei, sondern in allen Bereichen des Lebens. Das wichtigste Prinzip z.B. in der chinesischen Malerei ist, dem Bild *Qi* zu verleihen. Es muß rhythmische, intuitiv-lebendige Vitalität ausstrahlen. Es muß Herz und Seele haben und nicht nur technische Virtuosität demonstrieren. Das *Qi*, als leise Stimme, ist wie das widerhallende Echo des philosophischen Geheimnisses, des großen Universums. *Zhuangzi* betonte, daß das Metaphysische über aller physischen Existenz stünde.

Daoistische Mönche und Gelehrte waren auch diejenigen, die sich mit der *Qi*-Lehre und dem ›alchimistischen Elixir des Lebens‹[9] am intensivsten auseinandesetzten. Die Konfuzianer praktizierten zum Teil auch *Qi Gong*, aber nur, um mit ihrer körperlich-intellektuellen Kraft ihre Aufgaben innerhalb der geordneten oder zu ordnenden Gesellschaft besser erfüllen zu können. Nach der Verbreitung des Buddhismus in China (ab 67 n.Chr.), fusionierten auf befruchtende Weise indisch-buddhistische Yoga-Elemente mit den originär chinesisch-daoistischen *Qi*-Praktiken. Es gibt alte daoistische und buddhistische, heilige Schriften, in denen von Erfahrungen über und mit *Qi* und *Qi Gong* die Rede ist.

Qi Gong, als elementare Grundübung und wirkungsvolle Methode zur Stärkung körperlicher und innerer Kraft, Selbstheilung und Erhaltung der Gesundheit, wurde besonders in buddhistischen und daoistischen Klöstern praktiziert. Mit Hilfe der *Qi*-Erkenntnisse suchten die Mönche nach Perfektion, Erlösung und Unsterblichkeit. Im Laufe der Zeit entwickelten sie diverse Kampfsportarten bzw. Selbstverteidigungsmethoden daraus wie *Gongfu* (berühmt durch die *Shaolin Gongfu-*

Schule des *Shaolin* Klosters), *Tai Ji Quan* oder *Tai Guan Do*. Die Selbstverteidigung wurde für sie zum Teil der Überlebenskunst.

Während der *Qin* und *Han* Dynastien (221 v. Chr. −220 n. Chr.) wurden mehrere Bücher über *Qi Gong* geschrieben, so daß die Existenz und das Wissen um *Qi* weitere Akzeptanz in China fanden. In der Zeit der Drei Königreiche (220–280 n. Chr.) schrieb ein berühmter Arzt namens *Huang Tuo* eine Abhandlung über seine Beobachtungen von Tierbewegungen. Er hatte festgestellt, daß die Imitation der Bewegungen von Tiger, Hirsch, Bär, Affe und Vogel die Gesundheit fördern und Krankheiten heilen konnte.[10] Im *Shaolin* Kloster entwickelten Mönche eine *Gongfu*-Methode, die die Bewegungen der fünf Tiere Tiger, Leopard, Schlange, Drachen und Kranich nachahmten. Tiere bewegen sich auf intuitive Weise richtig. wir können viel von ihnen lernen.

Gegen Ende der *Song*-Dynastie (960–1276 n. Chr.) begründete *Zhang Sanfeng* (*Chang San-feng*, seine Identität soll nie genau definiert worden sein) das *Tai Ji Quan*. Der ›Unsterbliche‹ *Fu*[11] basierte seine Methode auf die Schriften des Gelben Kaisers *Huangdi*, des *Jiying* und die Lehren von *Laozi* und *Zhuangzi*. Sie besagten, daß Bewegung aus der Nichtbewegung kommt, daß der Körper sich nicht bewegt, sondern bewegt wird. *Tai Ji Quan*, das ›Höchste Letzte‹, entwickelte sich aus dem *Nei Dan Qi Gong*.

Im Laufe der Jahrhunderte entstanden mehr als 3600 *Qi Gong*-Schulen, von denen die meisten heute nicht mehr existieren. Im jetzigen China werden um die 100 *Qi Gong*-Formen praktiziert. Durch die politischen Unruhen des 20. Jahrhunderts wurde *Qi Gong* verdrängt, vergessen oder sogar verboten. Bis 1949 gewann westliche Medizin immer mehr an Bedeutung und ließ traditionelle, chinesische Heilmethoden fast ins Unterbewußtsein weggleiten. Die Guo Mingdan-Regierung unter *Jiang Jie Shi* (*Chiang Kai-shek*) verbot die chinesische Medizin mit der Begründung, daß sie ein Werkzeug des Aberglaubens sei. Erst nach *Mao Zedongs* Aufruf, auf der Ersten Nationalen Gesundheitskonferenz 1950, die Erkenntnisse der westlichen und chinesischen Medizin zu verbinden, um so den Massen besser dienen zu können, besserte sich die Situation. *Qi Gong* wurde jedoch nur noch als Vorsorge für Krankheiten und zur Gesunderhaltung empfohlen. Während der Kulturrevolution von 1966–1976 wagte keiner mehr, *Qi Gong* oder ähnliche Formen zu üben, da sie als anti-revolutionär galten. Sämtliche Krankenhäuser wurden in den ersten Jahren der Revolution (bis 1971) geschlossen und nach der Wiedereröffnung nur unter der Devise geführt, daß der ›Arzt‹ ›rot‹ und ideologisch linientreu sein müsse.

Nach dem Tode *Maos* und der Zerstörung der ›Viererbande‹ standen westliche und chinesische Medizin in China vor einem Scherbenhaufen. Erst 1978 begann sich die *Qi Gong*-Bewegung langsam wieder zu regen. Einige überlebende *Qi Gong*-Meister tauchten aus der Versenkung wieder auf. In Shanghai und Beijing wurden *Qi Gong*-Forschungsstätten errichtet. Langsam erholte sich das Land von den Qualen der Revolution, und die Menschen besannen sich auf alte, langerprobte Werte wie die traditionelle chinesische Medizin, Akupunktur und bewegungsorientierte Atemübungen wie *Qi Gong*. China erlebte die Wiedergeburt einer alten Kunst. Man kann fast von einer stillen *Qi Gong*-Revolution sprechen, denn die Beliebtheit dieser über 3000 Jahre alten Form nahm unerhörte Maße an.

Abgesehen von der staatlich geführten *Qi Gong*-Instituten und -Forschungszentren, entstanden in den letzten 8 Jahren unzählige Selbsthilfe-Gruppen, die von Laien geleitet werden. Die meisten dieser Laien kommen über die Krankheit zu *Qi Gong* und versuchen, nach ihrer Heilung ihre Erfahrungen an Kranke weiterzugeben. Es tauchten, wenn auch vorsichtig und zurückhaltend, auch wieder rituelle, spirituelle Heiler auf, besonders in den Provinzen Fujian und Shandong, traditionell die Heimat des Schamanismus in China (außer Tibet).

In der heutigen Volksrepublik China praktizieren täglich viele Millionen die unterschiedlichen Formen von *Qi Gong*. Die größte Gruppe mit allein 10 Millionen Schülern ist die des *Fliegenden Kranichs*. Diese *Qi Gong*-Form ist in China und 40 anderen Ländern der Welt inzwischen verbreitet. Der Begründer dieser Form ist *Dr. Zhao Jin Xiang*, ein bescheidener, beinahe schüchterner Mann in den Fünfzigern, der über eine schwere Krankheit das *Qi Gong* kennenlernte. Aufgrund seiner eigenen Erfahrungen und denen mit anderen Kranken entwickelte er diese neue Methode, die bereits überzeugende Heilerfolge in China erzielt hat.

Es wäre schön, wenn auch hier die anfängliche Begeisterung, der fast euphorische Empfang für das Neue bald in ein Gefühl des täglich Notwendigen, Integrierten und Konsolidierten übergehen würde. Dann wäre *Qi Gong* kein ›alternatives Mysterium‹ mehr, sondern eine innere Notwendigkeit, ein Teil unseres Selbst und unseres angenommenen Wesens.

3. Kapitel

Die Bedeutung des Kranichs in der ost-asiatischen Mythologie und Geschichte

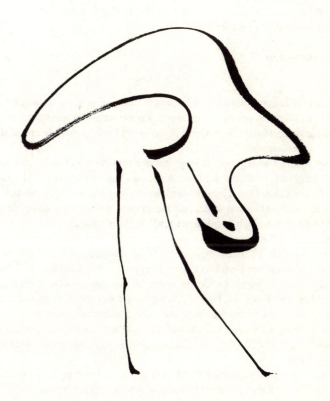

Leicht wie ein Kranich.
Seht Ihr ihn –
Dort oben auf dem Felsen?

Petra Hinterthür

In China, Korea und Japan ist der Kranich das Symbol der Langlebigkeit und des Glücks. Nach dem legendären Phönix ist er der meistgefeierte Vogel in der ost-asiatischen Mythologie, in der Dichtkunst, Malerei und im Volksbrauchtum.

Der Kranich wird gerne als Begleiter der acht daoistischen Unsterblichen dargestellt, auf dem der Gott der Langlebigkeit sitzend von Ort zu Ort fliegen kann. Dem Kranich werden magische Kräfte zugeschrieben. Im Alter von 600 Jahren soll er sich nur noch von Wasser ernähren. Mit 2000 Jahren färbe sich sein Körper und Gefieder schwarz und er werde unsterblich und weise.

Der Kranich ist zusammen mit Sonne, Wolken, Felsen, Wasser, Hirsch, Schildkröte, Kiefer, Bambus, Fungus (Pilzart) und Pfirsich eines der Symbole für langes Leben. In vielen Haushalten sind Gegenstände zu finden, auf denen das Kranich-Enblem, gepaart mit dem einen oder anderen dieser Unsterblichkeitssybole, abgebildet sind. Oft wird mit dem Kranich auch ein Wunschdenken nicht nur nach Langlebigkeit, sondern auch nach Erfolg, beruflichem Aufstieg, Ruhm und Stabilität ausgedrückt.

In Japan wird das Kranich-Symbol immer noch bevorzugt als Design für Hochzeits-Kimonos und Hochzeitsgeschenke jeglicher Art verwendet. Kraniche sind monogam und paaren sich fürs Leben. Sie gelten deswegen als gutes Omen für eheliche Treue, tiefe Liebe und langandauerndes Eheglück. Weibliche Kraniche sind dafür bekannt, daß sie sehr fürsorgliche und treusorgende Mütter sind und gute Beziehungen zu ihren Jungen haben.

Korea hatte das chinesisch-daoistische Gedankengut ebenfalls assimiliert und es in sein Kulturleben integriert. Berühmt wurde das Kranich-Symbol auf der koreanischen Celadon-Keramik der Koryo-Dynastie, die gegen Ende des 12. Jahrhunderts auf dem Höhepunkt ihres Schaffens stand. Die koreanischen Töpfer schufen eine Celadon-Glasur, die das hochgeschätzte, chinesische Celadon aus der Nördlichen Song Dynastie (960–1120 n.Chr.), dem Goldenen Zeitalter chinesischer Keramik-Kunst, noch übertraf. Die Darstellung des in Wolken auf- und abfliegenden Kranichs mag Unterschiedliches ausdrücken wie ein gewisses aristrokratisches Erhabenheitsgefühl der führenden Klasse, die die Aufträge an die Töpfer vergab, oder es sollte der Wunsch nach einer langen, schaffensreichen, erfolgreichen Blütezeit ausgedrückt werden. Es mag auch einen dichterischen, philosophischen Aspekt gehabt haben, daß sich beim Betrachten dieser außergewöhnlich schönen, dem koreanischen Herbsthimmel ähnelnden Celadon-Keramik der Geist leert und man in den Zustand des ›Nichts‹ gerät.[12]

Die Bewegungen des Kranichs sind ruhig und kraftvoll, elegant und dynamisch, gelassen, leicht und natürlich. Seine Haltung ist majestätisch, graziös und anmutig. Seine energetisch-weiche Bewegungsdynamik wirkt dennoch schwerelos und leise. Er liebt den Tanz, die Bewegung, das Spiel und den Flügelschlag. Wegen seiner kräftigen, langen und geschwungenen Stimmbänder kann er melodisch singen. In seinen anmutigen, leicht-inspirierenden, entspannt-konzentrierten und tänzerisch-fließenden Bewegungen kann er uns allen ein Vorbild sein. Die Ost-Asiaten haben den Kranich in ihr Gedankengut integriert. Sie wünschen sich auch heute noch zu Festlichkeiten: »Mögest Du so lange leben und so glücklich sein wie ein Kranich«.

Der Kranich mit der ›roten Krone‹ wurde im Westen erst durch die Entdeckung des deutschen Wissenschaftlers P.L.S. Müller 1976 (in Japan) bekannt. Er nannte ihn ›Ardea Grus Japonensis‹.[13] Die Heimat dieses ›gekrönten‹ Kranichs ist jedoch in der Heilongjiang Provinz im Norden Chinas. Er kommt aber auch in Sibirien und Korea vor.

Neben allen Glückssymbolen betrachten die Chinesen den Kranich jedoch auch unter medizinischen, heilenden Gesichtspunkten. Entsprechend der Aussage eines bekannten chinesischen Textes, *Materia Medica* aus der *Ming* Dynastie (1366–1644 n. Chr.), kann das Blut des Kranichs das menschliche *Qi* aktivieren und ergänzen, Erkältungen vertreiben und die Lungen unterstützen. Sein Gehirn soll das menschliche Augenlicht verbessern, und seine Knochen sollen als Tonikum wirken.[14]

4. Kapitel

Die 12 Meridiane, die 8 Extra-Energiebahnen und ihre Energie-Zentren

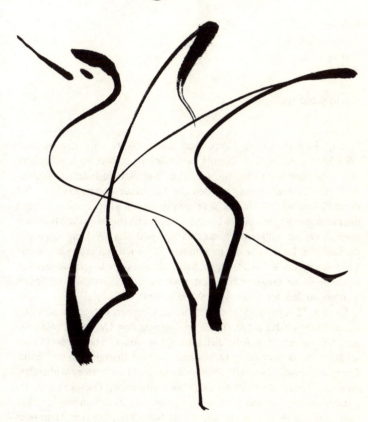

Bahnen –
flüssig im Raum,
sind sie
Raum

Astrid Schillings

Das *Qi* bewegt sich im Körper auf seinen eigenen Energie-Bahnen, *Meridiane* genannt. Der Begriff Meridiane ist schwer zu beschreiben, weil diese Bahnen nicht, wie die Blut- und Nerven-Bahnen, sichtbar sind. Im *Huangdi Neijing* wurden die Meridiane bereits erwähnt. Sie durchziehen, wie ein dichtes Netz, den gesamten Körper und versorgen ihn mit notwendiger Lebens-Energie. Bei der Geburt sind die Meridiane normalerweise vollkommen durchlässig, und das *Qi* kann ungestört fließen. Im Laufe der Jahre können sie durch äußere oder innere Einwirkungen wie Verletzungen, Operationen oder längerandauernde, seelische Nöte langsam blockiert und die Durchlässigkeit verringert werden, so daß der *Qi*-Fluß ins Stocken gerät.

Es gibt 12 reguläre Meridiane, die 12 Organen entsprechen, und 8 Extra-Energiebahnen (*Mai*), die unabhängig von Organen funktionieren. Sie können den Ausgleich zum *Qi* in den 12 Haupt-Meridianen schaffen. Ist dort zuwenig *Qi* vorhanden, wird Energie von den Extra-Energie-Bahnen abgezapft. Ist zu viel *Qi* im Hauptsystem vorhanden, wird das Zuviel von den 8 Extra-Bahnen absorbiert. Dieses System des Ausbalancierens ist nur über einen bestimmten Zeitraum möglich. Danach stellen sich allmählich körperliche Schwäche, trockene Haut oder Kälte-Hitze-Symptome ein. Ein gesunder Organismus hingegen, mit

Abb. 1: Meridiane in der Hand

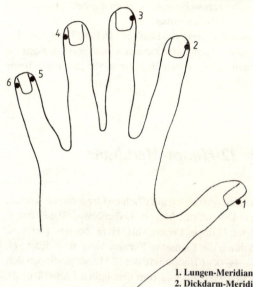

1. Lungen-Meridian (Yin)
2. Dickdarm-Meridian (Yang)
3. Pericardum (Herzbeutel)-Meridian (Yin)
4. Dreifacher Erwärmer-Meridian (Yang)
5. Herz-Meridian (Yin)
6. Dünndarm-Meridian (Yang)

1. Milz-Meridian (Yin)
2. Leber-Meridian (Yin)
3. Magen-Meridian (Yang)
4. Gallenblasen-Meridian (Yang)
5. Blasen-Meridian (Yang)
6. Nieren-Meridian (Yin)

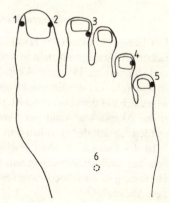

Abb. 2: Meridiane im Fuß

einem ausgeglichenen *Qi*-Haushalt, ›strotzt‹ vor Gesundheit, d.h. der Körper ist kräftig, das Bindegewebe fest, die Haut ein wenig feucht und die Körpertemperatur ein bißchen höher.

Im *Fliegenden Kranich-Qi Gong* wird auf eine weitere Energie-Bahn großen Wert gelegt, den *Zhongmai*. Darüber hinaus gibt es noch 14 weitere Energie-Bahnen (*Luo*), deren Bedeutung wir in diesem Buch nicht besprechen wollen.

Die 12 Haupt-Meridiane

Je 6 Haupt-Meridiane sind verbunden mit 6 hohlen Organen (Dickdarm, Dreifacher Erwärmer, Dünndarm, Magen, Gallenblase, Blase) und 6 festen Speicher-Organen (Lunge, Leber, Milz, Herz, Nieren, Herzbeutel). Ihre Natur wird durch die Elemente *Yin* und *Yang* ausgedrückt (s. 5. Kapitel). Die Anfangs- oder Endpunkte der 12 Meridiane finden sich abwechselnd je 6 in den Händen und 6 in den Füßen (Abb. 1 u. 2). Sämtliche Meridiane (wie auch alle anderen Energie-Bahnen) sind miteinander verbunden. Sie bilden ein dichtes, aufeinander abgestimmtes Energienetz. Entsprechend dem *Qi*-Fluß, von einem Organ ins andere, sind die Meridiane hier aufgeführt.

Lungen-Meridian (Abb. 3)

Der Lungen-Meridian des Hand-*Taiyin* entspringt dem Mittleren, Dreifachen Erwärmer, und steht in Verbindung mit dem Dickdarm, Magen und Halsbereich. Der erste Akupunkturpunkt im Unterhautzellgewebe ist *Zhongfu* und der Endpunkt des Meridians *Shaoshang* im Daumen, wo er sich mit dem Dickdarm-Meridian verbindet. Die klassische chinesische Akupunktur kann nur zwischen diesen 2 Punkten angewendet werden, da sich der Meridian dort in Hautoberflächennähe befindet.

Ist der Lungen-Meridian geschwächt, entstehen leicht Erkältungen, Schulter- und Rückenschmerzen, Husten, schwitzende Hände, starker Harndrang in der Blase, Lungenentzündung, Bronchialkatarrh und blutiger Speichel.[15]

Abb. 3: Lungen-Meridian (Hand Taiyin)

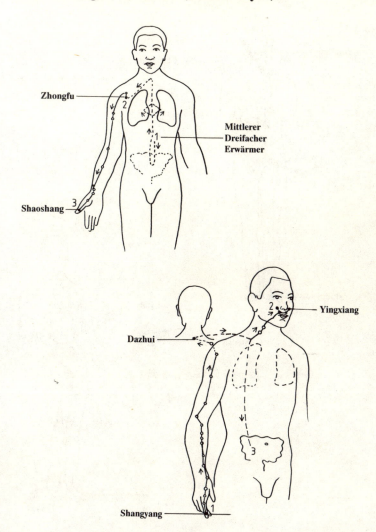

Abb. 4: Dickdarm-Meridian (Hand-Yangming)

Abb. 5: Magen-Meridian (Fuß-Yangming)

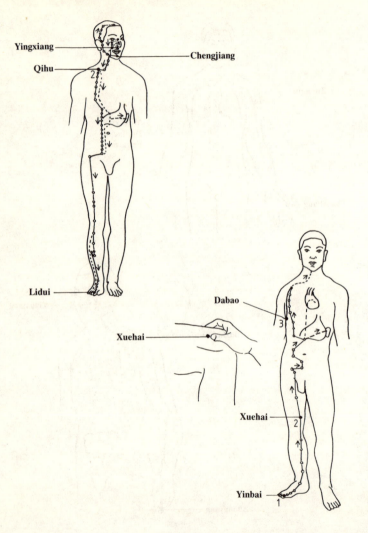

Abb. 6: Milz-Meridian (Fuß-Taiyin)

Die Lungen sorgen dafür, daß frisch eingeatmete Luft (Luft *Qi*) rhythmisch durch den Körper zirkuliert und den Organismus mit Sauerstoff versorgt. Verbrauchte Luft wird, nach dem Gasaustausch in den Lungen, ausgeatmet. Eine natürliche, tiefe und langsame Atmung verhindert Anfälligkeiten wie z.B. Erkältungskrankheiten. Sind die Lungen, durch eine schlechte Haltung, eingedrückt, wird der Atemrhythmus behindert. Die Atmung wird dann flach und kann ebenfalls zu Krankheiten führen.

Dickdarm-Meridian (Abb. 4)

Der Dickdarm-Meridian des Hand-*Yangming* beginnt in der Zeigefingerkuppe mit dem Punkt *Shangyang*, berührt auf dem Weg nach oben den Punkt *Dazhui* auf der *Dumai*-Energie-Bahn. Der linke und rechte Meridian kreuzen sich über der Oberlippe und enden seitlich der Nase im Punkt *Yingxiang*. Dort trifft er auf den Magen-Meridian. Der Dickdarm hat eine Energie-Partnerbeziehung mit der Lunge (s. Kapitel 6). Ein schwacher Dickdarm-Meridian äußert sich in Symptomen wie Durchfall, Kältegefühl, Zittern, trockener Mund, verstopfte Nase, Heiserkeit, Zahnschmerzen und Zahnfleischerkrankungen, Ruhr. Der Dickdarm ist die Fortsetzung des Dünndarms, von dem er die unverdaulichen Schlackenstoffe erhält, die durch den Enddarm und Anus ausgeschieden werden. Sollte in diesen Stoffen doch noch brauchbare Energie vorhanden sein, ist im Dickdarm die letzte Möglichkeit, sie dem Körper zuzuführen.

Magen-Meridian (Abb. 5)

Der Magen-Meridian des Fuß-*Yangming* beginnt seitlich der Nase im Punkt *Yingxiang* (dem Endpunkt des Dickdarm-Meridians). Das *Qi* bewegt sich einmal nach oben in den Kopf bis zur Stirn nach vorne und zum anderen über den *Chengjiang*-Punkt (*Renmai*-Energiebahn) hinunter bis zum Punkt *Lidui*, in der Fußzehe neben dem großen Zeh. Dort verbindet sich das *Qi* mit dem Milz-Meridian, mit dem der Magen eine Partnerbeziehung hat.

Ist der Magen-Meridian nicht in Ordnung, zeigen sich Schwächen wie

Magenbeschwerden aller Art, Blähbauch, Verdauungsschwierigkeiten, verkrampfte Gesichtsmuskulatur und schmerzende Halsmuskeln.

Der Magen dient der Aufnahme von Nahrung, die dort verarbeitet wird. Die Nährstoffe werden durch die Wand des Magen-Darm-Kanals der Blutbahn und dem Organismus zugeführt. Schlackenstoffe werden nach unten an den Dünndarm weitergeleitet. Versagt der Magen in seiner Verteiler- und Transport-Funktion, können sich darauf verschiedene Krankheitszustände ergeben wie u. a. Übergeben, Aufstoßen, Magenbeschwerden, allgemeine Übelkeit und Säuernis.

Milz-Meridian (Abb. 6)

Der Milz-Meridian des Fuß-*Taiyin* beginnt im Punkt *Yinbai* an der äußeren Spitze des großen Zeh. Er verläuft nach oben über *Sanyinjiao*, dem Treffpunkt dreier *Yin*-Fuß-Meridiane (Milz, Niere, Leber), dem Punkt *Xuehai* (Blutmeer – s. Kapitel 9, 3. Übungsform) und endet im zweiten Zwischenrippenraum im Punkt *Dabao*. Von dort bewegt er sich, unterhalb des Unterhautzellgewebes, zum Herzen, wo er seine Energie an den Herz-Meridian weitergibt.

Ein geschwächter Milz-Meridian äußert sich in körperlicher Schwere, Gemütsschwankungen, schwerer oder steifer Zunge, unregelmäßiger Menstruation, Übergeben, Aufstoßen, Schluckauf, Gelbsucht und negativen Gefühlen wie z. B. Neid.

Die Milz wird als das Wesen des Menschen bezeichnet. Sie wird auch mit dem Zentrum, der Mitte verglichen. In ihrer engen Partnerbeziehung zum Magen fällt ihr die Aufgabe der Verdauung der gesamten Nahrung und die Verteilung der Nährstoffe zu. Darüberhinaus unterstützt und reguliert sie den Blutkreislauf und versorgt die Muskeln mit Nährstoffen. Ein Mensch mit anfälliger Milz ißt gerne Süßigkeiten, was die Milz weiter übermäßig beansprucht und sie an ihrer Aufgabe der zentralen Harmonisierung hindert. Sie reagiert sensibel auf äußere Störungen, die sich wie ein ›Schock‹ auf die Milz legen können und ihre lebensnotwendige Funktion erschwert.

Abb. 7: Herz-Meridian (Hand-Shaoyin)

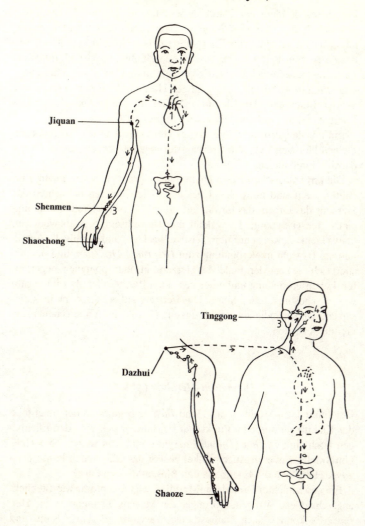

Abb. 8: Dünndarm-Meridian (Hand-Taiyang)

Herz-Meridian (Abb. 7)

Der Herz-Meridian des Hand-*Shaoyin* kommt aus der Herz-Quelle. Von dort breitet sich das *Qi* über die Herzgegend und zum Dünndarm aus, mit dem das Herz eine Energie-Partnerschaft hat. Ein weiterer Weg des *Qi* ist zum Punkt *Jiquan* in der Achselhöhle, wo der Meridian ins Unterhautzellgewebe eintritt. Er verläuft an den Innenseiten der Ober- und Unterarme, berührt den wichtigen Herz-Punkt *Shenmen* und endet an der Innenseite der Kleinfingerkuppe im Punkt *Shaochong*. Die Energie tritt hier auf den Dünndarm-Meridian über.

Ein unzulänglich mit *Qi* versorgter Herz-Meridian reagiert mit allgemeinen Herzbeschwerden, Kreislaufstörungen, trockener Kehle, Dünndarm-Erkrankungen.

Die physiologischen Eigenschaften des Herzens und sein Bezug zum Blutkreislauf sind hinreichend bekannt. Die Chinesen betrachten das Herz als das Organ, das für die individuelle Persönlichkeits-Entfaltung eines Menschen sorgt. Es verleiht ihm Bewußtsein, Selbstbewußtsein, klares Denken, Konzentration, geistige Wachheit und gefühlvolle Anteilnahme. Es steht in Verbindung zum *Ursprungs Qi, Zhen*, und manifestiert sich – je nach der ›Fülle‹ des Herzens, in einer spontanen, begeisterten Lebenseinstellung und einer gesunden Psyche oder aber im negativen, psychosomatischen Sinne. Das Letztere äußert sich dann in Ratlosigkeit, Unbeständigkeit, Haltlosigkeit, Hektik und unberechenbarem Gefühlsverhalten.

Dünndarm-Meridian (Abb. 8)

Der Dünndarm-Meridian des Hand-*Taiyang* beginnt an der Innenseite der Kleinfingerkuppe im Punkt *Shaoze*, bewegt sich über den Ellenbogen hoch zum *Dazhui* (*Dumai*-Energie-Bahn) und weiter, über Hals, Unterkiefer, äußeren Augenwinkel bis vor das Ohr, in den Punkt *Tinggong*. Hier fließt die Energie in den Blasen-Meridian über.

Ein geschwächter Dünndarm-Meridian zeigt Symptome wie Taubheit, angeschwollene Wangen, Störungen des Magens, Dünndarms und Herzens. Es können auch Neurasthenie, Psychose, Parkinsonismus und Epilepsien[16] als Folgeerscheinung auftreten.

Die Aufgabe des Dünndarms ist, die schon teilweise verarbeitete Nahrung aufzunehmen. Er zerkleinert sie weiter und teilt sie in feste und flüssige Bestandteile, bevor die Resorption durch die Darmwand stattfindet und die Schlackenstoffe an den Dickdarm weitergegeben werden.

Blasen-Meridian (Abb. 9)

Der Blasen-Meridian des Fuß-*Taiyang* nimmt seinen Anfang im Punkt *Jingming* am inneren Augenwinkel. das *Qi* bewegt sich dann über die Stirn, den *Baihui*-Bereich (*Dumai*-Energie-Bahn) hinunter zum Hals, wo sich der rechte und linke Meridian in je 2 Bahnen auf jeder Seite der Wirbelsäule aufteilen und bis zum Kniegelenk parallel verlaufen. Dort vereint sich der geteilte Meridian wieder zu einem und führt weiter bis zum Punkt *Zhiyin* am äußeren, kleinen Zeh. Hier gibt der Meridian seine Energie an den Nieren-Meridian weiter.

Ein gestörter Blasen-Meridian zeigt Schwächen wie häufiges Urinieren, Hämorrhoiden, Blutungen, Rheuma, Kopfschmerzen, Krampfzustände, Malaria, Manie, Schmerzen zwischen den Schulterblättern und Stoffwechsel-Störungen.

Die Blase speichert die Körpersäfte temporär, bevor sie sie als Urin ausscheidet.

Nieren-Meridian (Abb. 10)

Der Nieren-Meridian des Fuß-*Shaoyin* beginnt an der Ferse im *Yongquan*-Punkt. Er verläuft an der Innenseite des Beines in den Blasenbereich und in die Niere und weiter über den Nabel an das Brustbein bis zum Punkt *Shufu*. Eine Neben-Bahn des Nieren-Meridians führt aus der Niere, durch die Leber bis in die Zunge. Ein weiterer Energiearm fließt von der Lunge in das Herz in den Brustkorbbereich, wo die Energie auf den Pericardium-Meridian (Herzbeutel) übergeht.

Qi-Mangelerscheinungen im Nieren-Meridian äußern sich in Durchfall, Lustlosigkeit, Kreislaufschwäche, trockener Zunge, Appetitlosigkeit, Abmagerung, Schmerzen im Brustkorb, fahler Gesichtsfarbe, getrübtem Sehvermögen, kalten Händen und Füßen, Unfruchtbarkeit, Delirium, Schlafsucht.

Die Nieren nehmen Einfluß auf Persönlichkeit, Lern- und Konzentra-

Abb. 9: Blasen-Meridian (Fuß-Taiyang)

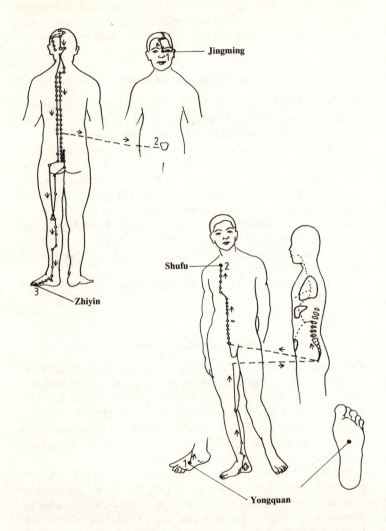

Abb. 10: Nieren-Meridian (Fuß-Shaoyin)

tionsvermögen, Potenz und Fortpflanzung. Die Niere ist ein sehr wichtiges Organ im Organismus. In ihr lagert die Nieren-Energie, die aus embryonalem Ursprungs *Qi* und teilweise aus erworbenem *Qi* besteht. Ferner ist sie das Zuhause der Sexual-Energie und die Energie-Quelle für Knochen, Knochenmarkbildung und Wachstum. Hat ein Mensch gesunde Nieren, zeigt sich das in leichten, schnellen und dynamischen Bewegungen. Er ist ›gelenkig‹. Sind die Nieren krank oder geschwächt, stellen sich Gelenkschmerzen, Ängstlichkeit, Schlaflosigkeit und Behäbigkeit im Habitus ein.

Pericardium-Herzbeutel-Meridian (Abb. 11)

Der Pericardium-Meridian des Hand-*Jueyin* hat seinen Ursprung im Brustkorb. Von dort bewegt er sich einmal durch den Oberen, Mittleren und Unteren Dreifachen Erwärmer und zum anderen in Richtung Achselhöhle. Er tritt ins Unterhautzellgewebe zwischen Brustwarze und Achselhöhle. Vom Punkt *Tianchi* verläuft er zwischen dem Lungen- und Herz-Meridian an der Innenseite des Armes hinunter und endet an der Innenseite der Mittelfingerkuppe im Punkt *Zhongchong*. Vom wichtigen Energie-Zentrum in der Handinnenfläche *Laogong* zweigt ein kleiner Nebenarm zum Ringfinger ab, wo die Energie an den Dreifachen Erwärmer-Meridian abgegeben wird. Niere und Herzbeutel haben eine energetische Partnerbeziehung.

Ist der Pericardium-Herzbeutel-Meridian unzureichend mit *Qi* versorgt, zeigen sich Schwächen wie Herzklopfen, Neurosen, rote Augen und Herzschmerzen.

Der Herzbeutel umhüllt das Herz wie ein schützendes Netz, der das Herz vor übertriebenen Gefühlsanstürmen zu bewahren versucht, von dem jedoch auch Gefühle wie Lust und Begierde ausgehen.

Dreifacher Erwärmer-Meridian (Abb. 12)

Der chinesische Begriff ›Dreifacher Erwärmer‹ bezieht sich auf 3 Bereiche des Körpers. Der Obere Dreifache Erwärmer liegt oberhalb des Zwerchfells mit den Organen Herz, Herzbeutel und Lungen. Der Mittlere Dreifache Erwärmer liegt zwischen Zwerchfell und Nabel und ist ein Sammelbegriff für die Organe Magen, Milz, Pankreas, Leber, Gallenblase, Zwölffingerdarm. Der Untere Mittlere Erwärmer befindet sich unterhalb des Nabels mit den Verdauungs- und Sexualorganen.

Abb. 11: Herzbeutel-Meridian (Hand-Jueyin)

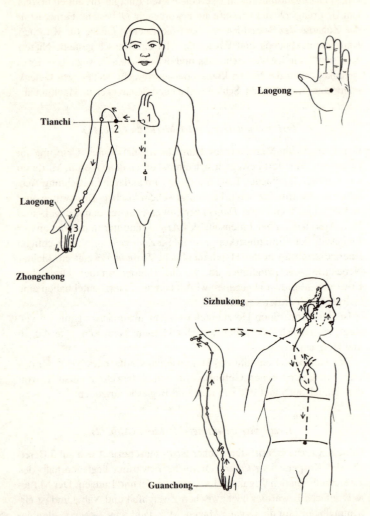

Abb. 12:
Dreifacher Erwärmer-Meridian (Hand-Shaoyang)

Der Dreifache Erwärmer-Meridian des Hand-*Shaoyang* beginnt seinen Weg im Punkt *Guanchong* an der Außenseite der Ringfingerkuppe. Von dort läuft er über den Ellenbogen zur Schulter hoch und weiter bis zum Schlüsselbein. Er führt am Ohr vorbei und endet an der äußeren Spitze der Augenbrauen im Punkt *Sizhukong*. Dort verbindet er sich mit dem Gallenblasen-Meridian. Ein Seiten-Meridian zieht durch das Pericardium und die Oberen, Mittleren und Unteren Dreifachen Erwärmer. Ein geschwächter Dreifacher Erwärmer-Meridian führt zu Schwerhörigkeit, Erkrankungen der Atemwege, Augenschmerzen, Gesichtsschwellungen, Ausdünstung, Verdauungsschwierigkeiten und allgemeinen Krämpfen.

Der Dreifache Erwärmer ist im Westen unbekannt und schwer zu verstehen. Dieser Meridian bezieht sich nicht auf ein einzelnes Organ, sondern auf 3 Bereiche. Seine Aufgabe ist es auch, die Organe in diesen 3 Bereichen zu unterstützen.

Gallenblasen-Meridian (Abb. 13)

Der Gallenblasen-Meridian des Fuß-*Shaoyang* fängt seitlich der Augenwinkel im Punkt *Tongziliao* an. Er zieht umfangreiche Bahnen über Ohr, Schläfe, Stirn, Schädel, den Hals entlang zur Schulter, läuft durch Brustkorb, Gallenblase und Becken die Außenseite des Beines hinunter bis zum 4. Fußzeh neben dem kleinen Zeh. Dort endet er im Punkt Fuß-*Qiaoyin*, wo das *Qi* vom Leber-Meridian absorbiert wird.

Ein gestörter Gallenblasen-Meridian zeigt Symptome auf wie häufige Kopfschmerzen, Augenbeschwerden, bitteren Geschmack im Mund, vergrößerte Schilddrüse, Schmerzen im Schulter- und Brustkorbbereich und der Sinnesorgane und Anfälligkeit im Lymphsystem.

Die Gallenblase hat eine enge Komplementär-Beziehung zur Leber und reagiert ähnlich wie sie. Mit Hilfe des Gallensaftes kann sie – bis zu einem gewissen Grad – Ärger und Stress auffangen und die negativen Energien zum Ausscheiden weiterleiten. Nimmt die Anspannung zu, ›spuckt der Mensch Gift und Galle‹. Er wird dann ein bißchen ›giftig‹.

Leber-Meridian (Abb. 14)

Der Meridian-Meridian des Fuß-*Jueyin* beginnt seine Bahn an der Innenseite des großen Zeh im Punkt *Dadun*. Er verläuft an der Innen-

Abb. 13: Gallenblasen-Meridian (Fuß-Shaoyang)

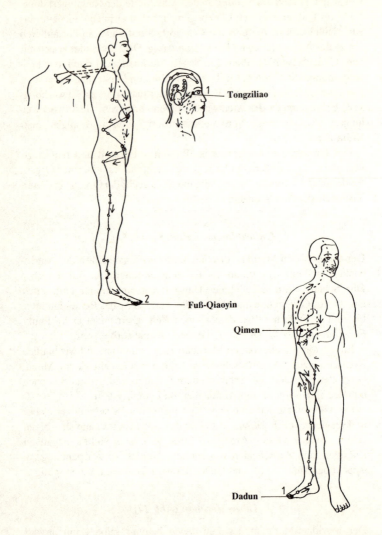

Abb. 14: Leber-Meridian (Fuß-Yueyin)

seite des Beines, über die Leistenbeuge, um die äußeren Genitalien herum, durch die Blase in die Leber, die mit der Gallenblase verbunden ist. Er endet im Leberpunkt *Qimen*. Von dort zieht sich eine Nebenbahn hoch zum Kopf, kreist um den Mund und läuft in den Augenbereich. Eine andere Bahn verläuft durch die Lunge, wo die Energie in den Lungen-Meridian übergeht und somit der Kreislauf aller 12 Haupt-Meridiane geschlossen wird.

Ein mangelhafter Leber-Meridian äußert sich u. a. in Hexenschuß, vegetativen Ermüdungserschienungen, Trockenheit in Mund und Hals, fahlem Aussehen, Schluckauf, Völlegefühl im Brustkorbbereich, Druck auf Zwerchfell, unregelmäßiger Menstruation, Verdauungsschwierigkeiten, Allergien, Reizbarkeit, Durchfall, häufigem und unregelmäßigem Urinieren.

Die Leber reagiert unmittelbar auf Emotionen wie Ärger, Zorn, Wut und Zustände wie Hetze, Stress, Verkrampfungen. Als Ausgleichs- und Speicherorgan für Blut und Energie hat die Leber eine führende Funktion im komplizierten Gefüge des Organismus (s. auch 13. Kapitel, Leber-Übung).

Die 8 Extra-Energie-Bahnen (Mai)

Die 8 Sonder-Meridiane haben, wie bereits gesagt, keine direkte Verbindung zu den Organen. Sie dienen zum Ausgleich für die 12 Haupt-Meridiane. Man kann sie mit Seen vergleichen, die miteinander durch Kanäle und Schleusen verbunden sind. Ist zuviel Wasser (*Qi*) in den Haupt-Meridianen, fließt es durch die Kanäle zu den Sonder-Meridianen, die vorher die Schleusen reguliert haben. Ist *Qi*-Mangel in den 12 Haupt-Meridianen, geben die Sonder-Meridiane aus ihrem Reservoir Wasser (*Qi*) ab. Von den 8 Extra-Bahnen gelten die ersten 2, der *Dumai* und der *Renmai*, als die wichtigsten und werden teilweise schon zu den Haupt-Meridianen gezählt.

Dumai (Abb. 15)

Der *Dumai* ist ein *Yang*-Meridian. Er fängt am Damm im Punkt *Huiyin* an und bewegt sich aufwärts durch das Rückenmark der Wirbelsäule. Auf dem Weg nach oben führt er durch wichtige Punkte wie *Mingmen*, *Dazhui*, *Yamen*, *Fengfu* und *Baihui*. Dort läuft er weiter über die Stirn, hinunter zum Punkt *Renzhong*, über der Oberlippe, und endet im Mund-*Yinjiao*. Auf derselben Bahn liegen auch so wichtige Punkte wie *Tianmu* (Himmelsauge) und *Yintang* (3. Auge). Sie gelten aber nicht als offizielle Akupunktur-Punkte auf dem *Dumai*. Der *Dumai* wird auch der ›See der *Yang*-Meridiane‹ genannt, weil das *Qi* der *Yang*-Meridiane (Magen, Blase, Gallenblase, Dick- und Dünndarm, Dreifacher Erwärmer, *Yangweimai*, *Yangqiaomai* und *Dumai*) dort hinein fließt.

Ein mangelhafter *Dumai* zeigt Erscheinungen wie u. a. Ohnmachtsanfälle, Mania, Hysterie, steifen Nacken und Rücken, Senkung des Mastdarms, Hämorrhoiden, Unfruchtbarkeit, allgemeine Schwäche.[17]

Renmai (Abb. 16)

Der *Renmai* ist ein *Yin*-Meridian. Er wird als der ›See aller *Yin*-Meridiane‹ genannt (Lunge, Herz, Herzbeutel, Milz, Nieren, Leber, *Renmai*, *Chongmai*, *Yinweimai* und *Yinqiaomai*), weil alle Energie dieser *Yin*-Meridiane dorthin fließt. Er beginnt seine Bahn ebenfalls im Punkt *Huiyin* bewegt sich durch die Wirbelsäule, aber vor dem *Dumai*, nach oben. Auf seinem Weg liegt das Energie-Sammelbecken *Dantian*, das im Akupunktur-Sprachgebrach *Qihai* genannt wird. Im Punkt *Chenjiang* verbindet sich die *Yin*-Energie des *Renmai* mit dem *Yang* des *Dumai*. Der Kreis, als Kleiner Kreislauf bekannt, schließt sich damit. Vom *Chenjiang* aus geht es weiter um den Mund herum und hoch zu den Augen.

Ein geschwächter *Renmai* zeigt Symptome wie u. a. Leukämie, Schmerzen im Becken- und Brustkorbbereich, Verlust von embryonalem *Qi* (Ursprungs-Qi).

Dumai und *Renmai* sind die zwei primär wichtigsten Energie-Bahnen in der daoistischen Lehre. Beide beginnen im Punkt *Huiyin* und bewegen sich aufwärts. Legt man die Zunge an den oberen Gaumen hinter den Schneidezähnen, wird der Kreis geschlossen. Bei den *Qi Gong*-Übungen oder in der daoistischen Meditation fließt die Energie dann jedoch den *Dumai* aufwärts und den *Renmai* abwärts. Man nennt es den

Abb. 15: Dumai

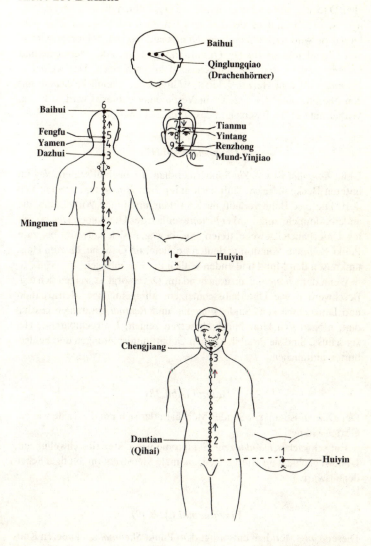

Abb. 16: Renmai

Kleinen Kreislauf, dessen Energiezentren und Punkte zu öffnen das Ziel aller Daoisten war und noch heute ist. Das Öffnen dieser Energie-Bahnen ist die Grundlage des Erfolges bei allen daoistischen Übungen. Durch sie wird nachembryonales *Qi* erzeugt, das sich bei fortgeschrittenen Übenden in spirituelles *Qi* umwandeln kann. Alle Meridiane und Organe sind an den Kleinen Kreislauf angeschlossen. Der weibliche *Renmai* wird vom Herzen geleitet, während der männliche *Dumai* mit den Nieren, oder der Essenz, in Verbindung gebracht wird, d.h. die Wirbelsäule ist die Essenz und das Herz die Funktion.[18]

Chongmai (Abb. 17)

Der *Chongmai* ist ein *Yin*-Sondermeridian. Er beginnt seinen Weg im unteren Beckenbereich, läuft nach unten zum *Huiyin* und dreiteilt sich dort. Die eine Bahn verläuft ins Kreuzbein und in die Wirbelsäule, die andere, doppelt, zum Punkt *Qichong* seitlich des Genitalbereichs, wo sie ins Unterhautzellgewebe treten. Sie bewegen sich aufwärts bis zum Punkt *Youmen*. Von dort verlaufen sie, tiefer im Gewebe, bis zum Hals, umkreisen den Mund und enden seitlich der Nasenflügel.

Wenn der *Chongmai* unzureichend mit *Qi* versorgt ist, zeigen sich u.a. Beschwerden wie Unterleibsschmerzen, unregelmäßige Menstruation und Unfruchtbarkeit. Sind *Chongmai* und *Renmai* zusammen geschädigt, mögen sich Unterbauchschmerzen zeigen, Unfruchtbarkeit, Hexenschuss. Sind sie instabil, können Gebärmutterblutungen und Fehlgeburten auftauchen.

Daimai (Abb. 18)

Der *Daimai* ist ein *Yin*-Sonder-Meridian, der sich um die Taille wie ein Gürtel schlingt.

Ein schwacher *Daimai* zeigt Symptome wie Unterleibsschwellungen, Unbeweglichkeit im Hüftbereich, anomale Menstruation, blutiger Scheidenauswurf.

Yangqiaomai (Abb. 19)

Dieser *Yang*-Meridian entspringt dem Punkt *Shenmai* am äußeren Knöchel des Fußes und bewegt sich aufwärts bis zum Kopf, wo er, teilweise

Abb. 17: Chongmai

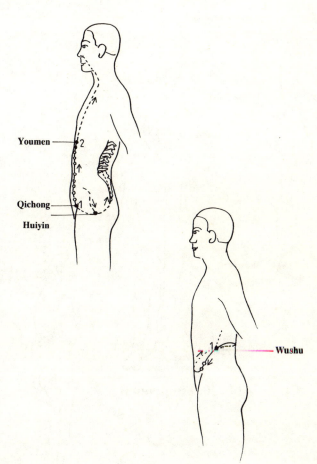

Abb. 18: Daimai

49

Abb. 19: Yangqiaomai

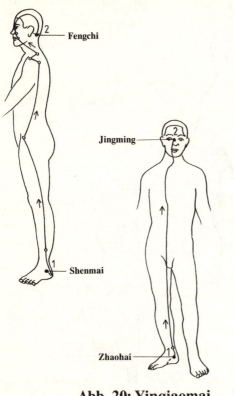

Abb. 20: Yinqiaomai

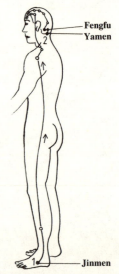

Abb. 21: Yangweimai

auf dem Blasen-Meridian, bis zum Punkt *Fengchi* auf dem Gallenblasen-Meridian verläuft, wo er endet.

Ein mangelnder *Yangqiaomai* mag zu Schlaflosigkeit, Muskelerschlaffung und -verkrampfung führen.

Yinqiaomai (Abb. 20)

Der *Yin*-Sondermeridian beginnt im inneren Knöchel-Punkt *Zhaohai*, verläuft aufwärts und endet im Punkt *Jingming* am oberen Nasenbein, seitlich des inneren Augenwinkels.

Die Krankheits-Symptome sind ähnlich wie beim *Yangqiaomai*. Es kommt außerdem noch das Bedürfnis nach ständigem Schlaf hinzu.

Yangweimai (Abb. 21)

Der *Yang*-Meridian nimmt seinen Anfang an der äußeren Ferse, verläuft hoch zur Stirn, durch den Punkt *Fengfu* auf dem *Dumai* und endet im Punkt *Yamen*, ebenfalls auf dem *Dumai*.

Probleme mit dem *Yangweimai* erzeugen Krankheitsbilder wie Fieber und Kältegefühle.

Yinweimai (Abb. 22)

Der letzte der 8 Extra-Energie-Bahnen ist ein *Yin*-Sondermeridian, der an der Innenseite des Unterschenkels im Punkt *Sanjinqiao* seine Bahn beginnt. Im *Sanyinqiao* treffen sich die 3 *Yin*-Meridiane des Fußes (Leber, Milz, Niere). Der *Yinweimai* läuft nach oben und endet im *Renmai*-Punkt *Lianquan*.

Bei einem geschwächten *Yinweimai* können Symptome auftreten wie Herzschmerzen oder Beschwerden im Oberbauch.

Allgemein wird behauptet, daß eine Schwächung oder Verletzung der *Yin*-Sondermeridiane zu Hämorrhoiden und Blutungen im Unterleib führen kann. Bei den *Yang*-Extra-Energie-Bahnen führt es mehr zu äußeren Symptomen des oberen Körperbereichs.

Zhongmai (Abb. 23)

Im *Fliegenden Kranich – Qi Gong* wird auf einen weiteren Sonder-Meridian besonderen Wert gelegt. Dieser *Yin*-Meridian beginnt seinen Weg

Abb. 22: Yinweimai

Abb. 23: Zhongmai

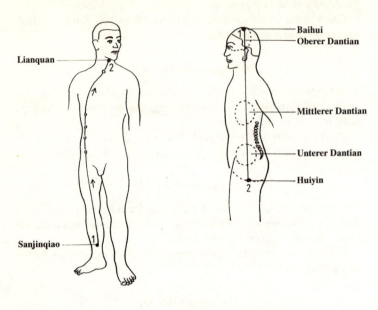

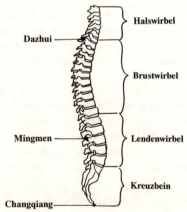

Wirbelsäule

im *Dumai*-Punkt *Baihui* und verläuft durch die Mitte (*zhong*) des Körpers nach unten zum Punkt *Huiyin*, wo die Energie in den *Dumai* übergeht. Auf dem Weg nach unten berührt er das Obere, Mittlere und Untere *Dantian*. Der Obere *Dantian*-Bereich befindet sich im Kopf, der Mittlere *Dantian* im Oberleib zwischen den Punkten *Qizhong* und *Shanzhong* und das Untere *Dantian* im Unterleib zwischen den Punkten *Qizhong* und *Huiyin* im Damm. Alle 3 *Dantians* sind Sammelbecken für *Qi*, Meridiane und Extra-Energie-Bahnen. Bei den Übungen des *Fliegenden Kranichs* konzentriert man sich jedoch hauptsächlich auf das Untere *Dantian*, in dem *Qi* gesammelt und konzentriert wird. Es wirkt wie eine starke Energie-Pumpe, die ständig kraftvoll Energie (und Blut) durch den Organismus schickt. Ist das Untere *Dantian* mit *Qi* gefüllt, profitieren die beiden anderen *Dantian*-Bereiche davon. Sie beeinflussen sich alle drei gegenseitig.

Die Daoisten legten von Anfang an sehr viel Wert auf Praxis, aber gleichwertig auch auf Theorie. Sie wußten, daß die Kenntnis theoretischer Grundlagen in der Meridian-Akupunktur-Lehre zu einem besseren Verständnis des eigenen Körpers, der Krankheitswurzel und der Übungen führten. So kompliziert das Meridian-System scheinen mag, es ist sicher gut, sich nach dem Erlernen der *Qi Gong*-Übungen damit näher zu befassen.

5. Kapitel

Yin und Yang und die 5 Elemente

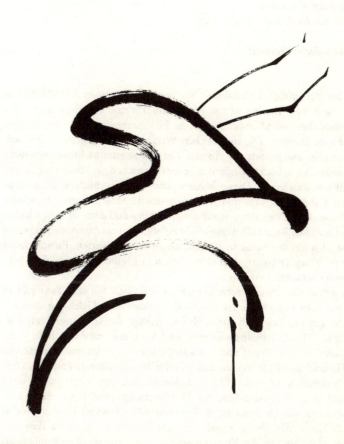

*Wenn das Herz ruhig ist,
sind Yin und Yang in Harmonie
und der Mensch eins
mit den Kräften des großen Dao.*

Daoistische Weisheit

Eins der großen Geheimnisse aus der Schatzkammer der klassischen chinesischen Medizin ist das Wissen um *Yin* und *Yang*, die Kräfte des Weiblichen und Männlichen, und die 5 Elemente, auch die 5 Wandlungsphasen genannt. Die chinesischen Weisen hatten festgestellt, daß sich der alles umfassende, in *Yin* und *Yang* aufgeteilte Makrokosmos nicht nur im All befindet, sondern in jedem Menschen, in Miniformat, ebenfalls vorhanden ist. Dieser Mikrokosmos im menschlichen Organismus leitet das Entstehen und Vergehen des Lebens auf ganz natürliche Weise. Derjenige, der sich mit dieser realen – und doch für viele irrealen – Gesetzmäßigkeit ein wenig näher befaßt, wird erkennen, daß es besser ist, sich mit der Natur zu einigen, als sie zu unterwerfen. Entsprechend dem *Yijing* (*I Ging*), dem chinesischen Orakelbuch, ist dies der »Weg vom Chaos zur Ordnung.«

Ohne die schöpferische Interaktion zwischen *Yin* und *Yang* gibt es kein Leben und keine Harmonie. Die chinesischen Gelehrten assoziierten *Yin* mit Begriffen wie weiblich, Wasser, dunkel, hingebend, kalt, Erde, Mond, Abwärtsbewegung und Yang mit männlich, hell, stark, warm, Sonne, Feuer und Aufwärtsbewegung. Nach dem Gesetz von Himmel und Erde, Sonne und Mond teilten sie auch den menschlichen Organismus mit seinen Organen, Meridianen, innen und außen, oben und unten in *Yin* und *Yang* ein. Der Oberkörper und Kopf werden z.B. als *Yang*, der Unterkörper als *Yin* verstanden, links als *Yang* und rechts als *Yin*, hinten als *Yang* und vorne als *Yin*, die Knochen als *Yang* und die Haut als *Yin*, das Körperäußere als *Yang* und das Körperinnere als

Yin. Der Mensch fungiert als kleiner Bote des großen All, als Reflektion des Kosmos.

Es gibt *Yin-* und *Yang*-Meridiane und *Yin-* und *Yang*-Organe (s. Kapitel 4). Sind *Yin* und *Yang* in Disharmonie, kommt es zu Störungen, Veränderungen und Krankheiten. Typische *Yin*-Krankheiten sind u.a. Unterleibsbeschwerden, niedriger Blutdruck, Müdigkeit und Blässe, während sich *Yang*-Zustände u.a. in hohem Blutdruck, Entzündungen, Überaktivität, Reizbarkeit äußern. Einem Mangel an *Yin* folgt ein Übermaß an *Yang* und umgekehrt. Zu viel *Yin* führt zum Kälte-Syndrom im Körper, zu viel *Yang* zum Hitze-Syndrom. Was der Chinese mit ›Feuer oder Hitze in einem Organ‹ bezeichnet, würden wir im Westen Entzündung nennen, wie z.B. die Lungenentzündung.

Die Bedürfnisse des Menschen sind analog zu denen der Natur. Der Wunsch nach Harmonie im menschlichen Organismus, in der Natur und zwischen den Menschen und der Natur ist so alt wie die Menschheitsgeschichte. Die *Yin-* und *Yang*-Lehre geht zurück auf das *Yijing*, das chinesische *Buch der Wandlungen*, das von dem legendären Kaiser *Fu Xi* (ca. 2800 v.Chr.) erstellt worden sein soll. Der Überlieferung nach soll eine Ausgabe in der *Xia* Dynastie (2205–1122 v.Chr.) existiert haben, die mit dem Zeichen *Kun* (Das Empfangende – im heutigen *Yijing* das 2.Zeichen) begann.[19] *Kun* ist das Zeichen für das empfangende Weibliche, die Mutter aller Schöpfung. Es wird behauptet, daß der Tyrann *Zhou* im Jahre 1144 v.Chr. dafür gesorgt hat, daß das weibliche Zeichen *Kun* vom maskulinen Prinzip *Qian* (das Schöpferische) an die 2.Stelle des Liniensystems *Ba Gua* verdrängt wurde.[20] Seitdem steht offenbar das männliche Hexagramm *Qian* an erster Stelle. Auf dieses *Yang*-betonte Element wurde seit dieser Zeit auch immer mehr Wert gelegt.

Das *Ba Gua* besteht aus wohldurchdachten, systematisierten Zeichenkombinationen der 8 Trigramme (ein Trigramm setzt sich aus jeweis 3 Linien zusammen). Die Verbindung zweier Trigramme ergibt ein Hexagramm (jeweils aus 6 Linien bestehend), das man ein Zeichen nennt. Aufgrund der Kombinationsmöglichkeiten aller 8 Trigramme ergeben sich insgesamt 64 Zeichen.

Der *Qi Gong*-und Meditations-Meister *Wu Hui Xue* aus Hong Kong bezieht sich in dem jetzt folgenden, veranschaulichendem Text auf die *Yijing*-Ausgabe der *Shang* Dynastie, in dem das Zeichen *Kun* noch an erster Stelle der Trigramm-Kombinationen stand. Ich nehme an, daß das, was er als ›64 Lebens-Perlen‹ (oder Energie-Einheiten) bezeichnet, in direktem Zusammenhang mit den 64 Zeichen des *Ba Gua* stehen. Er drückt sich folgendermaßen aus:

»Bei der Geburt ist der Körper noch ganz weich. Er gehört zum *Yin*-Element *Kun* (das Empfangende, Erde), dem 1. Element des *Ba Gua*. Nach der Abnabelung lernt er, durch die Lungenatmung Energie aufzunehmen und zu speichern. Nachdem er seine Augen geöffnet hat, wird diese Energie zum Herzen (*Li* oder das Element Feuer) hochgetragen. Von dort fließt sie hinunter zu den Nieren (*Kan* oder das Element Wasser), wo sie als Nieren-Energie gelagert wird. *Kan* und *Li* beeinflussen sich gegenseitig. Das embryonale *Qi* hat jetzt nur noch eine passive Bedeutung, während das nachembryonale, erworbene *Qi* die Führung übernimmt. Es wird von jetzt an den Lebensweg vom Kind zum Erwachsenen, vom Erwachsenen zum alten Menschen, vom Alter bis zum Tod begleiten. Alle 32 Monate werden 64 Lebens-Perlen von *Qi* produziert. In den ersten 32 Monaten wächst die 1. *Yang*-Energieeinheit (siehe dazu S. 59), d. h. die ersten 64 Lebens-Perlen von erworbenem *Qi* werden im Körper angesammelt. Im *Ba Gua* heißt es *Di Lei Fu* (Wiederkehr, Erddonner). Bis zum 5. Lebensjahr und 4 Monate entwickelt sich die 2. *Yang*-Energieeinheit mit weiteren 64 Lebens-Perlen von *Qi*. Es heißt *Di Zhe Lin Gua* (Beförderung, Erdsee-Erddonner). Im 8. Lebensjahr beginnt die 3. *Yang*-Energieeiheit mit weiteren 64 *Qi*-Lebens-Perlen. Sie wird *Qi Tai* (der Friede hat begonnen, Erdhimmel-Donnersee) genannt. Wenn der Mensch 10 Jahre und 8 Monate alt ist, beginnt die 4. *Yang*-Energieeinheit mit weiteren 64 Lebens-Perlen von *Qi*. *Da Zhuan*, die große Macht, beginnt und heißt im *Ba Gua Lei Tian* (Donnerhimmel-Seehimmel). Im Alter von 13 Jahren und 4 Monaten reift die 5. *Yang*-Energieeinheit mit weiteren 64 Energie-Perlen von *Qi* heran: *Tian Guai* – die Entschlossenheit (Seehimmel). Im Alter von 16 erreicht der Mensch seinen höchsten Stand von Energieeinheiten, den 6. *Yang*. Er heißt *Qian Tian* (schöpferische Kraft, Himmel).

Mit 384 Lebens-Perlen von *Qi* hat er die Blüte seiner Kraft erreicht. Das Geschlecht regt sich und der Wunsch nach Erfolg, Ruhm und materiellen Werten wird größer. Damit gerät er in die Mühle der Sinnenreize und Versuchungen. Unwissend schadet er der mikrokosmischen Harmonie seines Organismus. Das belastet Herz und Körper. Seine Lebenserwartung wird auf diese Weise minimal, aber kontinuierlich verkürzt. Die *Yang*-Energieschwindet langsam, aber beständig. Ohne es zu wissen, begeht er den Pfad zwischen Leben und Tod. Wenn die *Yang*-Energie verringert wird, steigt die *Yin*-Energie. Im 24. Lebensjahr beginnt normalerweise die 1. *Yin*-Energieeinheit, d.h. der Mensch verliert die ersten 64 Energie-Perlen von *Qi*. Im *Ba Gua* heißt es *Tian Feng Gou* (Das Entgegenkommen, Himmel-Wind-Versuchung). Mit 32 Jahren tritt meistens die 2. *Yin*-Energieeinheit ein. Der Mensch verliert weitere 64 *Qi*-Energie-Perlen. Er reagiert jetzt emotional und irrational. Es heißt *Tian San Tun* (Rückzug, Himmelberg-Himmelwind). Mit 40 stellt sich die 3. *Yin*-Energieeinheit ein. Sie äußert sich in dem starken Bedürfnis nach Macht und Stellung, schonungslosem und willkürlichem Handeln. Der Mensch verliert weitere 64 *Qi*-Energie-Perlen: *Tian Di Fou* (Stockung, Himmelerde-Windberg). Das 4. *Yin* erschient im 48. Lebensjahr, wenn der Mensch immer noch machthungrig ist. Aber die Nieren sind nicht mehr so kräftig, und die Haare werden langsam grau. 64 Energie-Perlen von *Qi* gehen verloren. Man nennt es *Feng Di Guan* (Betrachtung, Winderde, Bergerde). Mit 56 Jahren kommt die 5. *Yin*-Energieeinheit mit dem Verlust von weiteren 64 *Qi*-Energie-Perlen. Der Mensch ist versessen auf Besitztum und ein schönes Äußeres. Er strebt noch immer nach Macht. Seine Leber wird jedoch schwächer, sein Augenlicht schlechter, und er wird vergeßlich. Das 5. *Yin* nennt sich *San Di Bo* (Verschlechterung, Berg-Erde). Kommt der Mensch nicht endlich zur Einsicht, verliert er im Alter von 64 weitere 64 *Qi*-Perlen. Diese 6. *Yin*-Energieeinheit heißt *Kun* (*Kun Gua*, Das Empfangende, Erde), nach dem 1. Element des *Ba Gua*, das der Mensch bei der Geburt besitzt. Dies ist die Antwort auf ein unvernünftig-ungesund gelebtes Leben. Die Energie ist erschöpft. Der Mensch denkt an den Tod. Seine Haare sind weiß. Er ist kurzatmig. Die Haut sieht alt und welk aus.«

1. bis 6. *Yang*- Energieeinheit

1. bis 6. *Yin*- Energieeinheit

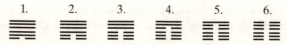

Mich hat dieser Text sehr beeindruckt und tief getroffen, und ich weiß nicht genau, warum. Es ist sicher sehr selten, daß im Alter von 64 Jahren bereits alle 384 Lebens-Perlen von *Qi* aufgebraucht sind und der Mensch stirbt. Es gibt viele Leute, die über 70 oder 80 sind. Unbewußt oder bewußt haben sie im Laufe ihres Lebens ihre Energien bewahren können, unbewußt durch eine vernünftige Lebensweise, bewußt z. B. durch Meditation oder Übungswege wie *Qi Gong, Tai Ji Quan, Yoga*, autogenes Training u. a. Die Urkraft steckt in jedem Menschen, und es besteht die Möglichkeit, nach Anzeichen von körperlichem Verschleiß und Energieverlust das *Qi* wieder zu ergänzen. Mit täglichen Übungen kann der Mensch so langsam die 2., 3., 4., 5. oder 6. *Yang*-Energieeinheit wieder erlangen und sein Leben dadurch verlängern. Die Krankheiten werden schwinden, ebenso die Müdigkeit und Lebensunlust. Der ganze Organismus, der Geist und die Seele erleben einen neuen Frühling. Die chinesischen Weisen haben die Erfahrung gemacht, daß graue Haare wieder ihre Ursprungsfarbe bekommen und sogar, auf einer hohen Stufe der Übungen, ausgefallene Zähne nachwachsen können.

Wu Hui Xue sagt: »Wer die 6 Yang-Energien in sich vereinigt hat, harmonisiert *Yin* und *Yang* und findet zu seinem Urwesen zurück. Wer das schafft, wird Drachen zum Singen bringen und glücklich sein. Wer sein Herz ruhig gestellt hat, wird von den Wolken emporgetragen. Die Tiger werden brüllen, der Wind dröhnen, und eine große Freude wird aufkommen.« Durch die Harmonisierung von *Yin* und *Yang* wird aus der Form das Formlose, aus dem Körper das Körperlose und die wahre Natur.

Ich verstehe *Wu Hui Xues* Kreislauf so, daß das anfänglich dominante *Yin* bis zum 16. Lebensjahr von *Yang* soweit verdrängt wird, daß eine Harmonisierung zwischen *Yin* und *Yang* entsteht. Ich nehme an, daß dann *Yin* und *Yang* gleichzeitig im Körper vorhanden sind.

Abschließend sei über *Yin* und *Yang* gesagt, daß nur beide Elemente, das Weibliche und das Männliche, zusammen eine Einheit bilden. Eins allein ist nur die Hälfte der Ganzheit und ohne die andere Hälfte nicht denkbar. Wir sollten nicht dem Fehler verfallen zu denken, daß *Yin* negativ im Sinne von destruktiv ist und *Yang* positiv. Es waren Konfuzianer, in deren Gesellschaft die Männer das Sagen hatten, die die Begriffe des *Yijing* und *Su Wen* definierten und so der Nachwelt vererbten.

Das Wissen um die Gesundheit hing bei den chinesischen Gelehrten nicht nur von *Yin* und *Yang* ab, sondern auch von der Wechselbeziehung der 5 Elemente wie Feuer, Holz, Erde, Metall und Wasser und der ihnen zugehörigen Organe Herz, Leber, Magen, Lungen und Nieren. Die ›Seelen der 5 Planeten‹, wie sie auch bezeichnet werden, wurden das erstemal im Buch der Schriften *Su Qing* in der *Han*-Dynastie (206 v. Chr. −220 n. Chr.) erwähnt. Diese 5 Elemente können sich ergänzen, aber auch negativ beeinflussen. Es besteht auch die Möglichkeit, daß sie sich gegenseitig zerstören (Abb. 24). Das Wechselspiel der positiven und negativen Kräfte zeigt sich nicht nur im menschlichen Organismus, sondern ebenso in der Natur (Tabellen 1 u. 2).

Aus der Abb. 25 sehen wir, wie sich die 5 Elemente in einem gesunden Organismus gegenseitig unterstützen und Energie zuführen: Das Holz (Leber) nährt das Feuer (Herz). Aus Feuer wird Asche, aus der Erde (Magen / Milz) entsteht. In der Erde befinden sich Metalle (Lungen), die Wasser (Nieren) erzeugen. Das Wasser wiederum nährt das Holz (wie z. B. Bäume). Damit ist der Kreislauf geschlossen.

Wenn ein Organ mit *Qi* unterversorgt ist, ergibt sich eine andere Wechselbeziehung zwischen den Organen: Mangelt es dem Element Holz (Leber) an *Qi*, so wirkt es sich negativ auf das Element Erde (Magen / Milz) aus. Die Erde beeinflußt das Wasser (Nieren), sie ›deckt das Wasser zu‹. Das Wasser löscht das Feuer (Herz), das somit auch das Metall (Lungen) nicht zum Schmelzen bringen kann. Hartes Metall erzeugt kein Holz (Leber). So ist der Negativkreislauf geschlossen.

Im schlimmsten Fall, bei »Feuer« in einem Organ, kann sich die Wechselbeziehung der Organe untereinander zerstörerisch auswirken. Ist z. B. Feuer in der Leber (Holz), greift es auf die Lungen (Metall) über. Die Lungen entfachen das Feuer des Herzen. Die Flammen des Herzens verschlingen das Wasser der Nieren. Ohne Wasser trocknet die Erde (Magen / Milz) aus, und das Holz (Leber) kann nicht mehr wachsen. Man kann diesen Zustand mit einer großen Dürrekatastrophe vergleichen. Der ganze Organismus trocknet langsam aus. Die Energie kann nicht mehr fließen und kommt zum Stillstand.

Wie entstehen ein Zuviel oder Zuwenig an Energie in den Organen? Einmal durch äußere Einwirkungen wie Operationen und Verletzungen (z. B. Unfall, Bißwunden, Infektionen). Zum anderen mögen die 6 klimatischen Elemente wie Wind, Kälte, Hitze, Feuchtigkeit, Trockenheit oder Feuer die Ursachen sein. Der Mensch reagiert unbewußt sensibel auf jeden Wechsel des Klimas, der Jahreszeiten und des täglichen Wetters. Plötzliche Wetterumschwünge, rapide Temperaturschwankungen können zu Störungen im *Yin-Yang*-System und zu Krankheiten führen.

Jedes Klima-Element wird einer bestimmten Jahreszeit zugeordnet (Tabelle 1).

Eine weitere Ursache für Energieverlust sind die 7 menschlichen Emotionen, wenn sie in übertriebener Form auftreten wie Ärger, Freude, Begierde, Grübeln, Trauer, Sorgen und Angst. Sie manifestieren sich direkt in einem der 6 hohlen Organe oder 5 Speicherorgane. Ärger, Zorn oder Stress äußern sich z.B. in ansteigender Leber-Energie, die – über einen langen Zeitraum andauernd – zu Hitze oder Feuer führen kann. Darauf reagiert eine abfallende Lungen-Energie. Übertriebene Freude, Lust oder Begierde schlagen aufs Herz. Grübeln und Unruhe beeinträchtigen die Funktion von Magen und Milz. Ständige Sorgen legen sich schwer auf die Lungen. Angst läßt das *Qi* in den Nieren sinken. Angegriffene Organe mit analogem Energiestau äußern sich auch durch ihre 5 entsprechenden Sinnesorgane: Die Öffnung für Leber und Gallenblase sind die Augen, für Herz, Dreifachen Erwärmer und Dünndarm die Zunge, für Magen und Milz der Mund und die Lippen, für Lungen und Dickdarm die Nase, für Nieren und Blase das Ohr.

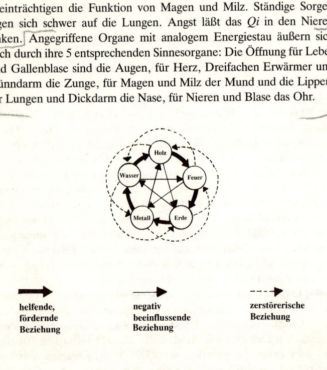

Abb. 24

II. Teil

Übungen

von
Petra Hinterthür und Astrid Schillings

6. Kapitel

Übungszeiten für Qi Gong

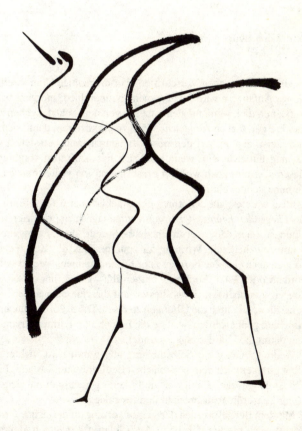

Zeit ist so leicht
wie eine Wolke,
wie eine undefinierbare
Bewegung in der Stille

Petra Hinterthür

Es gibt keine strengen Vorschriften über die richtige Übungszeit von *Qi Gong*. Anfängern wird im allgemeinen empfohlen, morgens nach dem Aufstehen und, wenn möglich, abends von dem Schlafengehen zu üben. Es wäre gut, täglich zur gleichen Zeit zu praktizieren, damit sich Körper und Geist langsam auf den neuen Lebensrhythmus einstellen können. Es mag hilfreich sein, wenn man sich mit sich selbst verabredet und diesen ›Termin‹ auch wirklich ernst nimmt, ihn vielleicht sogar in den Terminkalender einträgt.

Ideal wäre es, alle 5 Formen einschließlich der 6. Qi-geführten Form des *Fliegenden Kranich-Qi Gongs* einmal täglich zu praktizieren, – die 5 Übungsformen dauern etwa eine halbe Stunde, die 6. Form eine weitere – um eine heilende Wirkung zu spüren. Falls die Zeit nicht reicht, können auch einzelne Formen oder Kombinationen – wie etwa die 1.3.5. Formen oder 2.4.5. Formen – ausgewählt werden, um einseitigen Wirkungen vorzubeugen. Es ist besser, auf die eine oder andere Form zu verzichten, als durch die Übungen zu rasen. Die 5. Form sollte immer als Abschluß geübt werden, weil sie die Essenz aller Formen zusammenfaßt und damit die Übungsfolge abrundet.

Wenn *Qi Gong* zur Selbstheilung angewandt wird, richtet sich die Übungsdauer nach dem persönlichen Bedürfnis und Zustand. In diesem Fall ist es gut, die Übungszeit und -dauer gemeinsam mit dem /der *Qi Gong*-Lehrer/in abzusprechen und festzulegen.

Mit dem Bewußtwerden der Verantwortung für die eigene Gesundheit wächst auch die Sorgfalt beim Auswählen der richtigen Heilmethode.

Nur auf dem Boden dieser Sorgfalt kann sich das Vertrauen in die heilende Wirkung des *Qi Gong* entwickeln.

Eine Zeit innerer Sammlung sollte den Übungen vorausgehen. Ist der/die Übende in einem angespannten und gehetzten Zustand, wird das *Qi Gong* wenig Erfolg bringen. Der *Fliegende Kranich* ist keine nur nach außen gerichtete, gymnastische Übung wie Ballett oder Joggen, sondern eine bewegungsorientierte Atemübung zur Verinnerlichung und Konzentration auf das Wesentliche. Dieses Wesentliche erfüllt sich bei dem einen in der Heilung einer organischen Krankheit und bei dem anderen in der spirituellen Versenkung und Meditation.

Nach anfänglichen Erfolgen können immer wieder Rückfälle auftreten, die den Übenden entweder bestärken, gerade dann geduldig jeden Tag weiter an sich zu arbeiten, oder ihn entmutigt aufhören lassen. Es ist sicher leichter, Tabletten zu schlucken, um störende Symptome zu neutralisieren, als das Leiden an der Wurzel zu packen und auszumerzen. Das, was man seinem Körper, Geist und Seele zum Teil jahrzehntelang zugemutet und aufgebürdet hat, läßt sich nicht über Nacht beheben. Mit Beginn des *Qi Gong* sollte man auch anfangen, sich selbst als Menschen in seiner Ganzheit zu akzeptieren und liebevoll zu behandeln. Das innere Lächeln wirkt wie ein Streicheln auf Nerven, Herz, Muskeln und Kreislauf.

Neben diesen allgemeinen Empfehlungen gibt es, der chinesischen Tradition entsprechend, ganz konkrete Hinweise auf Übungszeiten.

Die chinesischen Weisen beschrieben schon vor tausenden von Jahren, wie das *Qi* im Laufe eines Tages durch alle miteinander verbundenen, einen Kreislauf bildenden 12 Meridiane fließt. Das Kreisen des *Qi* entspricht dem der Erde, die sich im 24 Stunden-Rhythmus einmal von West nach Ost um ihre Achse dreht. Dadurch entsteht Tag und Nacht auf der Erde und ein Tag-und-Nacht-Rhythmus im *Qi*-Fluß. Außerdem spricht nach chinesischer Überlieferung das *Qi* alle 2 Stunden einen anderen Meridian besonders intensiv an. Den 12 Zeiten sind 12 Zeichen, 12 Organe und 12 Jahreszeiten zugeordnet. Diese werden die ›12 irdischen Äste‹ genannt.

Als beste Übungszeiten gelten die *Zi*-Zeit zwischen 23–1 Uhr (Gallenblasen-Meridian) und die *Wu*-Zeit zwischen 11–13 Uhr (Herz-Meridian). In diesen beiden Zeiten wirken *Yin* und *Yang* zugleich, bis die Umstellung von der *Yin*-Zeit (13–23 Uhr) auf die *Yang*-Zeit (1–11 Uhr) und von der Yang- auf die Yin-Zeit vollendet ist.

So bewegt sich das *Qi* mit steter Regelmäßigkeit besonders intensiv auf den folgenden Meridianen:

Tabelle 1

12 Äste	Tageszeit	Meridian	Jahreszeit
Zi	23–1 Uhr	Gallenblase	Wintermitte
Chou	1–3 Uhr	Leber	Winterende
Yin	3–5 Uhr	Lunge	Frühlingsanfang
Mao	5–7 Uhr	Dickdarm	Frühlingsmitte
Chen	7–9 Uhr	Magen	Frühlingsende
Si	9–11 Uhr	Milz	Sommeranfang
Wu	11–13 Uhr	Herz	Sommermitte
Wei	13–15 Uhr	Dünndarm	Sommerende
Shen	15–17 Uhr	Blase	Herbstanfang
Yu	17–19 Uhr	Niere	Herbstmitte
Xu	19–21 Uhr	Herzbeutel/Kreislauf	Herbstende
Hai	21–23 Uhr	Dreifacher Erwärmer	Winteranfang

Der Kreis schließt sich und beginnt von vorne. Es ist ein Kreislauf ohne Anfang und ohne Ende. Die Energie fließt unaufhörlich und nährt die Meridiane. Ein *Yin*- und ein *Yang*-Meridian ergeben jeweils eine partnerschaftliche Verbindung (s. Tabelle 2). Das *Qi* fließt zum Beispiel vom *Yang*-Gallenblasen-Meridian in den *Yin*-Leber-Meridian. Um diesen Bereich zu harmonisieren oder zu stärken, wird empfohlen, in der Zeit zwischen 23–3 Uhr *Qi Gong* zu üben. Jemand mit Nieren- oder Blasenproblemen praktiziert am wirkungsvollsten zwischen 15–19 Uhr. In dieser Zeit bewegt sich das *Qi* am stärksten auf diesem Meridian-Paar.

Tabelle 2

Eine partnerschaftliche Energie-Verbindung bilden:

1. Lunge- und Dickdarm-Meridiane in den Händen
2. Magen- und Milz-Meridiane in den Füßen
3. Herz- und Dünndarm-Meridiane in den Händen
4. Blasen- und Nieren-Meridiane in den Füßen
5. Herzbeutel- und Dreifacher-Erwärmer-Meridiane in den Händen
6. Gallenblasen- und Leber-Meridiane in den Füßen

Die Energie fließt vom *Yin*- in ein *Yang*-Organ und weiter von einem *Yang*-Organ in ein *Yin*-Organ:

(Yin ▸ Yang) ▸ (Yang ▸ Yin) ▸ (Yin ▸ Yang) ▸

Die Organe sind aufgeteilt in 6 ›massive‹ *Yin*-Organe (Lungen, Leber, Milz, Herz, Nieren und Herzbeutel) und 6 ›hohle‹ *Yang*-Organe (Dickdarm, Dünndarm, Gallenblase, Blase, Dreifacher Erwärmer und Magen). Ist also ein *Yang*-Meridian blockiert, wird der zugehörige *Yin*-Meridian unmittelbar davon betroffen, d.h. der gesamte Organismus wird letztlich in Mitleidenschaft gezogen.

7. Kapitel

Was bei Qi Gong zu beachten ist

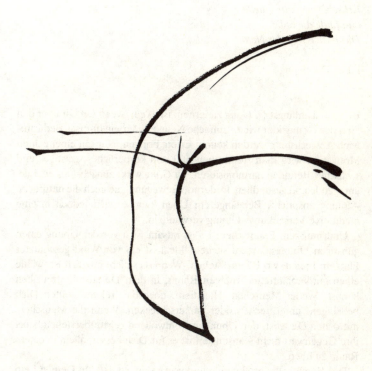

Kehre zurück zur Quelle
und finde die Stille.
Das ist der Weg der Natur.

Laozi-Daodejing

Bevor Du anfängst *Qi Gong* zu lernen, ist es gut, wenn Du Dir über den Sinn der Übung klar wirst. Einfache Neugier oder ein diffuses Bedürfnis nach Abwechslung werden keinen Erfolg bringen. Nur mit einer echten Motivation wird man stetig üben und sein körperliches, geistiges und seelisches Befinden harmonisieren. *Qi Gong* wirkt zunächst als energie-anregende und gesundheitsfördernde Bewegung, die auch die natürliche Atmung anspricht. Bei längerem Üben kann es sich jedoch in eine meditative Versenkungs-Übung verwandeln.

Und nun zum Praktischen: Es ist ratsam, sich vor der Übung einen günstigen Übungsplatz zu suchen. Ideal ist ein vor Wind geschützter Platz im Freien, wo Bäume stehen. Wenn dies nicht möglich ist, wähle einen gutdurchlüfteten, ruhigen Raum, in dem Du störungsfrei üben kannst. Weder Menschen, Haustiere, noch das Telefon sollten Dich behelligen, unterbrechen oder gar erschrecken. Wenn die Menschen, mit denen Du lebst, den Übungen wohlwollend gegenüberstehen, stört ihre Gegenwart nicht – ansonsten ist es für Dich besser, allein in einem Raum zu üben.

Der Raum sollte groß genug und warm sein, so daß Du Deinen Leib wohlig spürst.

Eine weitere, elementare Voraussetzung zum Üben ist, daß Du Dich vor den Übungen entspannen und sammeln kannst. Nur in einer einiger-maßen harmonischen Verfassung sind die Übungen wirkungsvoll.

Trage lockere Kleidung und bequeme, flache Schuhe oder Socken. Auch barfuß ist möglich. Lege Gürtel, Uhr, Schmuck, Brille oder sonstige Fremdkörper ab.

Es ist gut, den Darm und die Blase vor dem Üben zu leeren, damit Du die Übungen nicht unterbrechen mußt.

Weder mit leerem noch mit vollem Magen läßt sich gut *Qi Gong* praktizieren. Trink gelassen eine Tasse Tee und iß eine Scheibe Knäckebrot oder Keks. In dieser Hinsicht unterscheidet sich dieses *Qi Gong* von den meisten anderen Übungsformen.

Wenn Du *Qi Gong* praktizierst, solltest Du Dich nicht auf etwas Bestimmtes fixieren. Übe gelassen und versuche nicht, die Energie forciert hervorzurufen, um ein schnelles Ergebnis in Form von Heilung oder sogar Erleuchtung zu erlangen. Wenn Du so handelst, können Nebenwirkungen auftreten wie Kopfschmerzen, Schwindelgefühl, Gleichgewichtsstörungen oder allgemeines Unwohlsein. Generell sind solche Reaktionen schnell korrigierbar, wenn Du Deine Übungspraxis überdenkst und zu einer gelassenen, unverkrampften Haltung zurückkehrst. Je weniger es Dich kümmert, daß das *Qi* fließt, desto schneller wirst Du den warmen Energiestrom spüren. Ohne Überkonzentration und zwanghafter Anstrengung wirst Du das Geheimnis erfahren, daß sich die Dinge von allein entwickeln. Das *Qi* geht seinen Weg. Du brauchst es nicht zu drängen.

Qi Gong-Lehrer raten, die Übung selbst immer als wichtigsten ›Gedanken‹ zu spüren. Jede Bewegung im *Fliegenden Kranich* ist in langen Erfahrungsstudien erforscht und hat ihre praktische Bedeutung. Die einzelnen Übungen sollten deshalb sehr präzise ausgeführt werden, um die Meridiane, Energiezentren oder bestimmte Akupunktur-Punkte zu öffnen und zu regulieren. Lass also die Gedanken nicht schweifen, sondern sammle Dich in der Übung. Bedenke, daß alle Gedanken, alles Tun vergänglich sind. Was Dir im Moment als wichtig erscheint, mag schon nach kürzester Zeit unwichtig sein. Lass es fallen oder verschiebe es auf später. Während der Übung wirst Du gedankliche Probleme eh nicht lösen.

Das Wesentliche des *Fliegenden Kranich-Qi Gongs* ist Rundheit. Alle Bewegungen müssen rund, weich, nicht zu ausladend und nicht zu klein sein und sollten in sich einen Kreis bilden. Die Bewegungen folgen fließend und mühelos aufeinander. Führe alle Bewegungen langsam aus, denn nur dann kannst Du Deinen Körper, Geist und das *Qi* harmonisieren und eins werden lassen. Je langsamer Du die Übungen ausführst, desto schneller wird das *Qi* aktiviert. Der *Qi*-Fluß manifestiert sich unterschiedlich: einmal in wohliger, deutlich spürbarer Wärme in den Händen, Füßen, Dantian und/oder der Herzgegend. Auch ein leichtes Zittern, z.B. der Hände, beim Üben ist ein gutes Zeichen. Oder Du hast plötzlich ein beglückendes, fröhliches, gelassenes Gefühl. Die Arme können sich leicht oder schwer anfühlen. Auch ein leichtes Stechen oder Prickeln in einer verkrampften Körpergegend ist möglich. Das *Qi* äußert sich entsprechend dem Zustand des/der Übenden. Alle diese Erscheinungen deuten darauf hin, daß das *Qi* positiv wirkt.

Wenn Du *Qi Gong* als Heilmöglichkeit für eine Krankheit oder Verspannung betrachtest, solltest Du die Übung mit Deinem Tagesrhythmus und Deiner Lebensführung in Einklang bringen. Übe regelmäßig und möglichst zur gleichen Zeit. Nimm Dir Zeit, denn Du brauchst sie für die Übungen. Versuche, einen geregelten Tagesablauf für das Üben, die Arbeit und Erholung zu schaffen. Ausgewogenheit fördert den Heilungsprozeß. Zu intensives *Qi Gong*-Üben schürt das Feuer, wie die *Qi Gong*-Lehrer sagen, und bringt das *Qi* in einen unnatürlichen, lodernden Hitzezustand, der nicht gut ist für den Organismus. Ein zu ausgefüllter, gehetzter Tag läßt keine Zeit mehr für die *Qi Gong*-Übungen. Eine lasche, passive Einstellung zu *Qi Gong* läßt das Üben irgendwann versanden.

In Lehrbüchern der traditionellen chinesischen Medizin finden sich häufig folgende Hinweise für die Lebensführung. Diese Hinweise sind als Stütze für eine bewußte Gestaltung und nicht als moralischer Zwang gemeint.[21]

1. Das Vermeiden des übertriebenen Ausdrucks der sieben menschlichen Gefühle wie Freude, Ärger, Sorgen, Grübeln, Trauer, Begierde und Angst. Jedes übersteigerte Gefühl wirkt sich negativ auf den Organismus aus (s. Kapitel 4).

2. Das Beobachten der sechs ungünstigen, von außen wirkenden Wetterfaktoren wie Wind, Kälte, Feuchtigkeit, Trockenheit, Sommerhitze und Hitze durch Feuer. Diese sechs Wetterbedingungen können starken Einfluß auf die Gesundheit und den Organismus ausüben. Empfohlen wird, sensibler auf Wetterumschwünge zu achten und sich dementsprechend zu verhalten.

3. Ein geregelter Essensrhythmus. Weder Gelage noch Fastenkuren werden empfohlen, sondern eine gemäßigte Essensaufnahme.

4. Im Konsum von Alkohol empfiehlt sich Zurückhaltung.

5. Die Nahrung sollte frisch und vitaminhaltig sein. Über die Höhe der Proteinaufnahme bestehen unterschiedliche Meinungen.

6. Ausreichende Schlaf- und Regenerationsphasen. Der Tag-und-Nacht-Rhythmus sollte möglichst eingehalten werden.

7. Weder ein ausschweifendes Sexualleben noch zwanghafte Enthaltsamkeit werden nahegelegt.

8. Überanstrengung, Streß und mangelnde Bewegung. Eine zu langandauernde Überanstrengung führt zu Streß-Symptomen und letztlich zur organischen und seelischen Erkrankung. Mangelnde Bewegung äußert sich in einem trägeren *Qi-* und Blutkreislauf, genereller Schwäche, Kurzatmigkeit und geringer Widerstandskraft des Immunsystems.

8. Kapitel

Vorbereitung auf die Qi Gong-Übungen

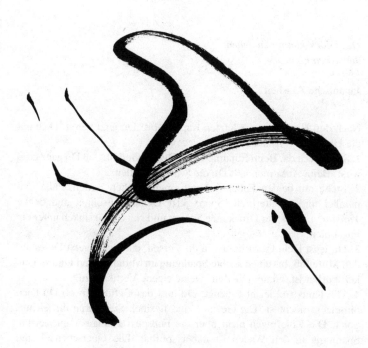

*Das Glück kommt zu denen,
die lachen können.*

Japanische Weisheit

Nach den Hinweisen des letzten Kapitels bist Du jetzt bereit, Dich auf
die Übungen einzulassen:

1. Sei einfach da. Beim Einatmen hast Du das Gefühl, daß Du ganz groß
wirst. Beim Ausatmen läßt Du die Schultern fallen.

2. Stehe mit beiden Füßen fest auf einem flachen Boden. Füße sind
parallel und schulterbreit. Spüre jetzt Deine Fußsohlen und denke
Yungquan. Jeglicher Druck, alle Sorgen und Nervosität sinken unter die
Fußsohlen.

3. Du legst Dein Gewicht erst in die Fersen, dann verlagerst Du es auf
den Mittelfuß, bis einen leichte Spannung im Mittelfuß und Unterschenkel spürbar ist. Nimm Dir Zeit, Deine eigene Vertikale zu finden.

4. Die Knie sind leicht gebeugt. Du hast das Gefühl, als ob Du Dich
hinsetzen möchtest. Die Gelenke sind flexibel. Sie spüren ihr leichtes
Spiel. Die Knie ragen nicht über die Fußspitzen hinaus. Eine leichte
Spannung in den Waden ist dabei spürbar. Die Oberschenkel sind
locker. Denke *Mingmen*.

5. Richte jetzt Deine Wirbelsäule auf. Sie wird vom Becken getragen.
Fühle sie bewußt, indem Du sie ein wenig bewegst. Achte dabei auf
Huiyin (im Damm), *Mingmen* (gegenüber dem Bauchnabel auf der
Wirbelsäule), *Dazhui* (zwischen den Schulterblättern). Es hilft Dir, die

Wirbelsäule zu lockern, wenn Du beim Einatmen (durch die Nase) die Schultern hochziehst und sie beim Ausatmen (durch den Mund) wieder fallen läßt.

6. Schicke Deine Aufmerksamkeit zu Dazhui, um den Schulter- und Brustraum zu entspannen. Um das zu erreichen, kreise die Schultern von vorne nach hinten und umgekehrt. Oder hebe sie kurz an und lasse sie locker fallen.

7. Um den Herz-Meridian in der Achselhöhle nicht abzuklemmen, drehst Du die Ellenbogen etwas nach außen. Stell Dir ein rohes Ei in der Achselhöhle vor. Das wird Dir helfen, sie zu öffnen.

8. Konzentriere Dich jetzt in den Armen, Ellenbogen, Handgelenken und Händen. Es fällt Dir leichter, wenn die Schultern entspannt sind. Die Arme hängen dann wie eine Verlängerung der Schultern. Fühle *Shenmen*, um die Handgelenke und Hände zu lockern. Die Finger zeigen nach unten. Die Arme liegen nicht am Körper.

9. Fühle Deinen ganzen Leib und spüre, wie er von Kopf bis Fuß, von *Baihui* bis zum *Yungquan*, gelöst aufrecht steht. Stell Dir vor, daß der Kopf – und in der Verlängerung die Wirbelsäule – an einem unsichtbaren Seidenfaden hängen, während die Schwerkraft Dich nach unten zieht. Die Füße stehen fest auf der Erde. Damit streckst Du Deine Fühler aus zum Himmel und zur Erde und bringst so *Yin* und *Yang* in Einklang.

10. Ziehe das Kinn leicht an. Das erleichtert die Atmung und die Wahrnehmung der Körperachse.

11. Die Zunge berührt leicht den Gaumen hinter den oberen Vorderzähnen. Ein Zeichen für das Fließen der Energie ist die vermehrte Speichelbildung. Der Speichel wird in Energie umgewandelt, in kleinen Portionen heruntergeschluckt und im *Dantian* gesammelt. Ein weiteres Merkmal für den *Qi*-Fluß ist ein auftretendes Wärmegefühl in den Händen, Füßen und in der Herzgegend.

12. Die Lippen liegen lose aufeinander. Ein Lächeln entwickelt sich von innen nach außen und berührt die sorgenvolle Stirn, den verkrampften Unterkiefer, den nervösen Magen oder das angespannte Zwerchfell. Lass das Lächeln in Dein Herz.

13. Lass den Atem kommen und gehen. Die Übungen sollten den Atemrhythmus nicht gewollt verändern oder beeinflussen. Er findet sich von selbst. Ein leichtes Auf- oder Tieferatmen sind natürlich, wenn Du es nicht künstlich hervorrufst.

14. Die Augen schauen nach vorne und fixieren nichts mit ihrem Blick.

Sie sind offen oder halbgeschlossen. Manche Menschen schließen ihre Augen jedoch zu Beginn der Übung gerne, um sich besser sammeln zu können. Versuche, alle Gedanken, Pläne, Probleme nicht zu beachten und Dich auf die folgenden *Qi Gong*-Übungen zu konzentrieren.

15. Nimm Dir die Zeit, die Du brauchst, um Dich auf die Übungen vorzubereiten. Das kann 2 Minuten oder viel länger dauern.

Hinweise zu den einzelnen Punkten:

zu 2)Durch die Öffnung des Punktes *Yungquan* zur Erde wird schlechte Energie aus dem Körper herausgeleitet und frische von der Erde aufgenommen. Die *Yin*-Energie der Erde vitalisiert das Blut. Sie ist die Mutter der *Yang*-Energie.

zu 4) Diese Position dient dazu, Becken, Hüfte und Steißbein zu entspannen.

zu 5) Ziel der Hüftentspannung ist, das für den *Qi*-Fluß so wichtige Kreuzbein zu öffnen.

zu 6) Du kannst die Schultern für einige Momente nach vornoben ziehen, so daß der Brustkorb locker hängt. Das löst die inneren Organe aus Verspannungen. Falls sich Dein Brustkorb jedoch beengt anfühlt und Dir das Öffnen des Brustkorbs durch das Vorziehen der Schultern nicht gelingt, laß die Schultern sofort wieder in ihre natürliche Lage fallen.

zu 7) Durch Entspannen der Schultern sinkt das *Qi* hinunter zum *Dantian*.

zu 8) Das *Dantian* ist das Energie-Sammelbecken drei Finger breit unterhalb des Bauchnabels. Viel Speichelbildung soll gut für die Verdauung sein. Bei Fortgeschrittenen kann sich die Zunge bis an die Gaumenwurzel zurückrollen. Wie beim Atmen sollte jedoch kein willentlicher Einfluß ausgeübt werden.

zu 9) Besonders Anfänger konzentrieren sich hauptsächlich auf die Übungen und achten nicht auf den Atem.

zu 10) Der Blick nach vorne ist eine Übung für das Gehirn. Das Großhirn ist die Schaltzentrale für das Nervensystem, das Bewußtsein und den Intellekt. Das Kleinhirn sorgt u. a. für das Gleichgewicht. Wenn beide Augen nach oben schauen, verlagert sich das Körpergewicht nach hinten, und die Energie bewegt sich nach oben. Sind die Augen nach unten gerichtet, liegt die Gewichtsbetonung vorne, und die Energie sinkt nach unten. Bei regelmäßiger Übung werden sowohl die Bewegungen harmonischer und ausbalancierter als auch das Gehör und die Funktion des Gehirns verbessert.

Die Sammlung in den Übungen soll bewirken, daß Du zur Ruhe kommst. Sollte es Dir schwerfallen, Dich in den Zustand einer gewissen Leichtigkeit hineinzuversetzen, kannst Du Dir helfen, indem Du Dir Sätze oder Worte sagst wie: »Ich bin ruhig«, »Ich bin entspannt«, »Ruhe«, »Harmonie und Wohlwollen«, »Ich spüre das innere Lächeln« oder einfach »Ich konzentriere mich jetzt auf die Übung«. Du kannst auch die Worte »selbstlos«, »weitherzig« oder »großzügig« denken.

9. Kapitel

Beschreibung der 5 Übungs-Formen

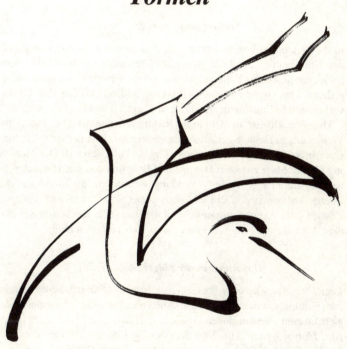

1. Form
Das Öffnen zu den sechs Richtungen:
Osten, Westen, Süden, Norden,
Himmel und Erde

Vorbereitung *(Abb. 25 + 26)*

In dieser Übungs-Form verbindet sich das innere *Qi* mit dem äußeren des Universums. Die Füße stehen schulter- oder hüftbreit. Aus dem parallelen Stand der Füße heraus werden die Fersen etwas nach außen gedreht. Das Gesicht schaut in Richtung Süden. Laß Dir Zeit für die vorbereitende Einstimmung, wie sie in Kapitel 8 beschrieben ist.

Mit dem Öffnen zu den sechs Richtungen nimmst Du gleichzeitig Verbindung zu Deinem gesamten Organismus auf. Jede der sechs Richtungen symbolisiert eines oder mehrere Organe (s. 5. Kapitel). Der Mensch steht in der Mitte zwischen Himmel und Erde und den vier Himmelsrichtungen. Ihm obliegt es, die Verbindung herzustellen, die Meridiane, die Energie-Bahnen zu säubern und vorhandene Staus aufzulösen. Energie-Zentren oder Akupunkturpunkte sind wie Bahnhöfe oder sonstige Stationen, durch die der Nah- und Fernverkehr fließend laufen muß.

Das Anheben der Flügel *(Abb. 27–30)*

Lege Dein Bewußtsein in Baihui. Lasse frisches *Qi* durch diesen »Draht zum Himmel« in den Körper einströmen und durch die *Zhongmai*-Energiebahn zum *Dantian* sinken. Spüre es dort für einen Moment, bevor es zum *Huiyin* weiterfließt. Von dort bewegt sich die Energie über das Steißbein nach oben zum *Mingmen* und weiter zum *Dazhui*. Bringe jetzt das *Qi* durch die Schultern, entlang der Innenseiten der Arme, hinunter zum *Laogong*. Laß den Atem kommen und gehen wie er will.

Denke *Laogong* und spüre die Wärme dort. Arme und Hände hängen locker, von einer inneren Wohl-Spannung getragen, seitlich des Körpers. Gelenke sind nicht durchgedrückt. Betrachte die Schulter als Achse, wenn Du jetzt langsam Arme und Hände, mit dem Handrücken nach oben, bis in Schulterhöhe aufwärts führst. Strecke die Fingerspitzen in einem Winkel von 90° zum Arm, so daß die Handflächen nach vorne zeigen. Beachte *Laogong* dabei. Entspanne die Hände und ziehe sie in einem Winkel von 45° leicht an den Körper heran. Konzentriere Dich hierbei in den Schultern. Dann strecke die Arme wieder und winkel die Hände an (90°). Wieder *Laogong* denken. Diese sanfte Wellenbewegung wird dreimal in Schulterhöhe wiederholt. Beim Heranziehen Schultern, Ellenbogen, dann Handgelenke lösen.

Hinweis zur Übung: Beim Anwinkeln der Arme und Heranziehen der Hände wird frisches *Qi* durch *Laogong* eingeatmet, beim Strecken der Arme verbrauchtes *Qi* ausgeatmet. Dies wird *Laogong*-Atmung genannt. Im Kapitel 5 werden die Punkte *Baihui, Huiyin, Mingmen, Dazhui, Laogong, Zhong-, Ren-* und *Dumai* genau erklärt und in »Der Fliegende Kranich als gelebte Bewegung« werden die Prinzipien praktisch beschrieben, aus denen heraus das *Qi Gong* im ganzen Organismus wirkt. Du stehst mit dem Gesicht in Richtung Süden. Der Süden wird mit dem Herz assoziiert. Du hast mit diesen ersten Armbewegungen Kontakt zum Süden aufgenommen und vielleicht Dein Herz geöffnet. Nimm Dir die Zeit, immer wieder freundlich Deine Haltung zu korrigieren – Gewicht auf dem Mittelfuß, sanftes Lächeln und gelöste Spannung.

Das Ausbreiten der Flügel *(Abb. 31–35)*

Denke *Laogong*, bringe die Hände in eine 45° Position und breite langsam die Arme in Schulterhöhe seitlich aus. Hände wieder anwinkeln (90°) und dreimal sanfte Wellenbewegungen durchführen: Hände entspannen (45°), im Winkel von 45° an den Körper heranziehen und ohne zusätzliche Kraft wieder strecken. Atme natürlich.

Hinweis zur Übung: Frisches *Qi* wird wieder beim Heranziehen der Arme durch *Laogong* eingeatmet und schlechtes *Qi* beim Strecken ausgeatmet. Denke beim Heranziehen der Arme Schultern und beim Strecken der Arme *Laogong*. Die Schultern sind locker. Das Strecken ist kein Durchdrücken der Gelenke, sondern als innere, ausgeglichene Spannung zu verstehen. Bei diesen seitlich des Körpers ausgeführten Armbewegungen hast Du Kontakt aufgenommen zum Osten, mit dem die Leber assoziiert wird, und zum Westen, der die Lungen anspricht. Beide Organe profitieren von diesen Bewegungen.

Das Schließen der Flügel *(Abb. 36–38)*

Entspanne Hände und Schultern und lasse die Arme langsam sinken, bis sie sich in einem Winkel von 20° seitlich des Körpers locker und dennoch gespannt befinden. Denke *Laogong*, wenn Du die Handrücken nach vorne drehst, so daß die Handinnenflächen nach hinten zeigen. Hebe die Fersen leicht an und strecke die Arme langsam bis zu einem Winkel von 45° zum Körper nach hinten. Dort werden sie ein wenig nach innen gedrückt, so daß eine leichte Spannung in den Schulterblättern entsteht. Die Beine sind gerade, aber nicht durchgestreckt.

Hinweis zur Übung: Von der Armhaltung in Richtung Norden profitieren die Nieren. Damit hast Du jetzt mit allen vier Himmelsrichtungen Kontakt aufgenommen.

Das Zusammenlegen der Flügel *(Abb. 39–43)*

Finger um Finger, mit dem kleinen Finger anfangend und mit dem Daumen endend, bilden die Hände jetzt Klauen, die seitlich des Körpers bis zur Achselhöhle hochgezogen werden. Achte auf die zehn Fingerspitzen. Alle Finger sind angespannt. Bevor die Hände mit einem sanften Ruck nach vorne geworfen werden, gehst Du noch mehr auf die Zehenspitzen und zugleich in die Knie. Beim Rausschleudern der Hände werden die Arme eng an den Körper gedrückt und die Füße fest auf den Boden gesetzt. In dieser Haltung verharrst Du 1–2 Sekunden, bevor Du die Hände zu einer muschelähnlichen Form öffnest. Die Atmung folgt ihrem natürlich Rhythmus.

Hinweis zur Übung: Stell Dir vor, daß Du alles Schädigende und Kranke aus Deinem Körper in die zehn Fingerspitzen ziehst und sie durch die ruckartige Vorwärtsbewegung durch die Fingerspitzen herausschleuderst. Wenn Du Dir vorstellst, daß sich diese Negativität in nichts auflöst im Raum, wird auch der Ort, an dem Du übst, nicht belastet. Öffnest Du die Hände beim Werfen zu früh, geht auch die gute Energie im *Laogong* verloren. Sie wird durch das Zusammenziehen der Finger geschützt. Das feste Aufsetzen der Fersen bewirkt Vibrationen in der Wirbelsäule, die die *Yang*-Energie steigen lassen.

Das Sammeln und Fließen des Qi ins Bahui (Abb. 44–46)

Entspanne und öffne Deine Hände und sammel neues *Qi* wie in einer Schöpfkelle. Strecke sanft die Arme und bewege sie langsam vor dem Körper nach oben. In Augenhöhe werden die Ellenbogen geöffnet und seitlich der Ohren geführt. Hände bewegen sich langsam über den Kopf. Stell Dir vor, daß Du aus beiden *Laogongs* frisches *Qi* ins *Baihui* gießt und es durch den *Zhongmai* zum *Dantian* hinunterfließen läßt.

Hinweis zur Übung: Das Zentrum, die Körperachse, wird gleichgesetzt mit der Erde, von der die Milz profitiert. Yin, die »Erd-Energie«, und Yang, die »Himmels-Energie«, vermischen sich beim Einfließen des *Qi* ins *Baihui*.

Das Öffnen zum Himmel und Aufnehmen von Yang (Abb. 47–50)

Der Körper ist entspannt, Knie sind gebeugt, so als ob Du Dich auf einen Stuhl setzen möchtest. Verschränke alle zehn Finger und drehe die Handflächen nach oben. Dadurch öffnen sich beide *Laogongs* nach oben. Das *Yin* der Handflächen absorbiert das *Yang* des Himmels und wird zum *Yang*-Punkt *Baihui* weitergeleitet. Beide Arme, Handflächen und der Schultergürtel bilden ein Sechseck. In den folgenden Bewegungen bleiben *Laogong* und *Baihui* immer übereinander, damit die Verbindung bestehen bleibt (die Hände rutschen weder nach vorne, noch nach hinten). Denke die Halswirbel. Beginne erst mit der linken Schulter einen Kreis zu beschreiben. Dabei dehnt sich der linke Ellenbogen leicht nach außen, dreht sich dann nach vorne, weiter nach unten und folgt der Kreisbewegung nach hinten, bis der Ellenbogen die Ausgangsstellung des Sechsecks wieder erreicht hat. Der Drehung der linken Schulter folgt unmittelbar die des rechten Armes. Mit der Zeit werden diese Drehungen fließender. Rumpf und Kopf werden dabei nicht mitgedreht. Die Hände bleiben in ihrer Position über *Baihui*. Der Bereich zwischen *Dazhui*, *Baihui* und beiden *Laogongs* wird nach den ersten, beidseitigen Kreisen, leicht gedehnt. Danach entspannen. Jetzt konzentriere Dich in den Brustwirbeln. Das Schulterkreisen wird beidseitig wiederholt, worauf der Bereich Brustwirbel, *Baihui*, *Laogongs* gedehnt wird. Die Arme werden dabei nach oben gezogen, ein wenig auch die Schultern. Danach loslassen. Das Schulterkreisen wird zum drittenmal wiederholt mit der Konzentration in den Lendenwirbeln. Nach dem Kreisen wird der Bereich Lendenwirbel, *Baihui* und *Laogongs* gedehnt. Du gehst dabei in die Knie und ziehst beide Arme soweit es geht nach oben. Dadurch wird die ganze Wirbelsäule ausgiebig gedehnt. Danach wieder entspannen. Du richtest Dich auf und läßt die Schultern locker fallen, während die Arme und Hände in ihrer Ausgangsstellung bleiben. Die Knie bleiben ein wenig gebeugt, so als ob Du Dich setzen möchtest.

Hinweis zur Übung: Das Öffnen zum Himmel regt die *Yang*-Energie im Körper an. Damit hast Du Verbindung zur fünften Richtung aufgenommen, die mit der *Yang*-Energie korrespondiert. Bedenke, daß auf jede Anspannung die Entspannung folgen sollte, da sonst die Energie nach außen fließt, verloren geht oder einfach erstarrt. Die Wirbelsäule wird in dieser Übung in drei Bereiche unterteilt: die obere Wirbelsäule von der Schädelbasis bis *Dazhui* (zwischen dem letzten, dem 7. Halswirbel und dem ersten Brustwirbel), die mittlere Wirbelsäule von *Dazhui* bis zum 12. Brustwirbel etwa eine handbreit über *Mingmen* und die untere Wirbelsäule vom 1. Lendenwirbel oberhalb *Mingmen* bis zum Steißbein. Bei der Dehnung eines dieser Bereiche wird die Verbindung zur Achse, zur gesamten Wirbelsäule, einschließlich *Baihui* und beide *Laogongs* gespürt.

Der Kontakt zur Erde und das Verschmelzen mit Yin (Abb. 51–53)

Strecke Deinen ganzen Körper und beuge Dich dann, Wirbel um Wirbel, den Kopf locker zwischen den Oberarmen, ganz langsam nach unten, so daß die weiterhin verschränkten Hände mit den Handinnenflächen den Boden zwischen beiden Füßen berühren. Drehe den Rumpf nach links und drücke die Handflächen sanft vor dem linken Fuß auf den Boden (nur soweit zur Erde neigen, wie es ohne Verkrampfung möglich ist). Dann drehst Du den Rumpf nach rechts und berührst sanft den Boden vor dem rechten Fuß. Die Bewegungen des Rumpfes geschehen mit geraden, aber nicht durchgestreckten Beinen. Dein Geist geht durch *Laogong* und *Longquan* in die Erde.

Hinweis zur Übung: Gelingt es Dir nicht, den Boden mit den Händen zu berühren, stelle Dir in Deinem inneren Auge vor, daß Du ihn berührst und direkten Kontakt zur Erde hast. Die Verbindung mit der Erde bewirkt, daß das *Yin* der *Laogongs* durch das *Yin* der Erde genährt wird, was dem Blut zugute kommt. Die Erde, hier die sechste Richtung, steht in Verbindung mit dem Blutkreislauf. Menschen mit zu hohem Blutdruck senken den Kopf bei dieser Übung nicht ganz. Sie lassen ihn nicht hinunterhängen, sondern schauen nach vorne.

Das Qi wird zweifach zurückgeführt (Abb. 54–71 a)

Die Hände lösen sich natürlich. Der linke Arm bewegt sich zurück in die Mitte, der rechte Arm bleibt rechtsaußen. Du verlagerst Dein Gewicht auf Dein rechtes Bein. Während der linke Fuß sich auf den Zehen um 45° nach links dreht, machen Rumpf und Arme gleichzeitig eine Linksdrehung. Der rechte Arm beschreibt einen kleinen Bogen, bis er in Kreuz-Position im Abstand von 30 cm vor dem linken Arm ist. Das innere, rechte *Laogong* hat jetzt Kontakt mit dem äußeren, linken *Laogong*. Das Gewicht ist noch im rechten Bein. Der Oberkörper richtet sich langsam auf. Deine Hände formen etwa auf der Höhe des Nabels in fließender Bewegung einen Ball, in dem sich viel Energie gesammelt hat. Beide Knie sind gebeugt (Abb. 54–57).

Hebe Dein linkes Bein an und mache einen Schritt im Winkel 45° diagonal nach vorne. Die Zehen setzen dabei zuerst auf. Das rechte Bein ist gestreckt (Gelenke nicht durchdrückt), und das linke Bein ist soweit gebeugt, daß der Unterschenkel senkrecht zum Boden steht. Das Knie zeigt in dieselbe Richtung wie die Zehen. Das Gewicht ist in der Mitte, also auf beide Beine gleichermaßen verteilt. Beim Schritt in die Diagonale ziehst Du die Arme auseinander. Lege Dein Bewußtsein in *Laogong*. Der linke Arm wird langsam halbkreisförmig emporgehoben, bis das Armgelenk auf Augenbrauenhöhe ist. Die Augen folgen der Bewegung der Hand und haben ständigen Kontakt zu Laogong bis die Hand soweit nach oben geht, daß der Kopf sich heben müßte, um *Laogong* weiter zu betrachten. Das Kinn bleibt jedoch leicht angezogen und hebt sich nicht. Der linke Ellenbogen zeigt nach außen. In dem Moment, in dem der linke Arm die Aufwärtsbewegung macht, dreht sich die rechte Hand sanft-fließend um. Die äußere Handkante wird schräg vor die rechte Leiste gelegt, ohne dabei den Körper zu berühren. Die Handinnenfläche nimmt einen Winkel von 45° zum Körper ein (Abb. 58 + 59).

Verharre einen Moment in dieser Position, bevor Du den Kopf nach vorne drehst. Die linke Hand wird ein wenig angehoben, so daß das *Qi* von *Laogong* ins *Baihui* strömen kann. Den Daumen der linken Hand spreizt Du von der Hand ab und öffnest so das große ›Tigermaul‹, das sich am linken Ohr entlang langsam bis vor den Rumpf bewegt. Der Daumen wird dabei hinter dem Ohr, die restliche Hand vor dem Ohr hinuntergeführt. Vor dem Rumpf wird der Daumen wieder entspannt und die Hand langsam bis zum Nabel hinuntergeführt. Erst senkt sich die Hand. Der Ellenbogen folgt. Von Dantian bewegt sich Dein linker Arm halbkreisförmig nach vorne und zur Seite (beachte *Laogong*), wo die Hand gedreht wird und sich wieder auf den Rumpf zubewegt (denke *Dantian*). Die äußere Handkante wird schräg vor die linke Leiste gelegt mit der Handinnenfläche von 45° zum Körper. Die Hand berührt den Körper nicht (Abb. 60–65).

Jetzt verlagerst Du Dein Gewicht auf Dein linkes Bein (Knie sind gebeugt), drehst Rumpf und Gesicht 45° zur rechten Seite und hebst zugleich Dein rechtes Bein. Du ziehst Deinen rechten Fuß ein wenig an das linke Bein heran und machst einen u-förmigen Schritt diagonal nach vorne. Die Zehen setzen dabei zuerst auf. Dein linkes Bein ist gestreckt, das rechte soweit, daß der Unterschenkel senkrecht zum Boden steht. Das rechte Knie zeigt in dieselbe Richtung wie der rechte Fuß. Der rechte Arm beschreibt jetzt dieselbe Bewegung wie vorher der linke. Deine Augen verfolgen die Aufwärtsbewegung der rechten Hand und bleiben im Kontakt zu Laogong. Handgelenk und Augenbrauen sind auf einer Höhe, während die Mitte zwischen Ellenbogen und Handgelenk in einer Linie mit dem Knie ist (Abb. 66–68).

Die Hand bildet jetzt das ›Tigermaul‹, das sich am rechten Ohr entlang langsam bis auf Nabelhöhe bewegt. Wenn sie dort angekommen ist, verlagerst Du das Gewicht auf das linke Bein und drehst die rechte Ferse leicht nach außen. Der linke Fuß wird in die Ausgangsrichtung zurückgebracht. Dabei dreht sich die linke Hand herum und liegt jetzt zusammen mit der rechten Hand, mit den Handflächen nach unten, im Abstand von einigen Zentimetern vor den Nabel (Abb. 69–71 a).

Hinweis zur Übung: Das weitgeöffnete ›Tigermaul‹ leitet mit sanfter Kraft die Energie nach unten ins *Dantian*. Damit wird bezweckt, daß das *Qi* des Universums von *Baihui* durch *Zhongmai* immer wieder zum *Dantian* zurückgeführt wird. Durch den nach hinten gestreckten Daumen werden ebenfalls wichtige Akupunkturpunkte im Nacken angesprochen. Die Hand senkt sich und der Ellenbogen folgt deswegen, damit der Brustraum sich öffnet. Eine Führung durch den Ellenbogen würde den Atemraum beengen. Das Ohr nie *Laogong* aussetzen.

Das Sammeln der Energie *(Abb. 72–73)*

Knie sind leicht gebeugt, als ob Du dich setzen möchtest. Die Hände sind entspannt auf Nabelhöhe mit den Handflächen nach unten. Du winkelst sie jetzt etwas an (Handrücken 45 Grad zum Körper) und bewegst sie halbkreisförmig nach außen vorne. Der Endpunkt des Steißbeins *(Weilu)* wird etwas nach hinten geschoben, als wolltest Du sitzen. Die Bewegung der Hände geht nicht über Schulterbreite hinaus. Vorne drehen sich die Handflächen nach innen. Stell Dir vor, daß sie einen großen Energie-Ball halten, dessen Energie beim langsamen Heranziehen der Hände an den Körper ins *Dantian* gedrückt wird. Die Hände verharren vor *Dantian*, wenn dieser Energie-Ball zu einem Drittel in diesen Bereich des Körpers eingedrungen ist und sich zu zwei Drittel noch vor dem *Dantian* befindet. Die Schultern sind gelöst und der Oberkörper gerade. Fingerspitzen zeigen etwas nach unten. *Huiyin* und Unterbauch werden in der Vorstellung leicht angezogen. So wird *Qi* von oben und unten im *Dantian* gesammelt. Die Nase ist auf einer Linie mit dem Nabel. Entspanne Deinen Körper, gehe zurück in die Ausgangsstellung und lasse Deine Hände präzise zur Seite und dann nach unten gleiten. Bleibe ein paar Sekunden ruhig stehen und lasse die erste Übung in Dir nachwirken.

Hinweis zur Übung: Das *Qi* ist wie ein kostbarer Schatz, den es gilt, erstmal zu erlangen und dann zu bewahren. Die Hände sind wie Schöpfkellen, in denen das wertvolle *Qi* gehalten oder bewegt wird. Das durch die Übungen entstandene Energiefeld wird durch den Energie-Ball aufgenommen und im *Dantian* konzentriert. Die Haltung der Hände vorm *Dantian* muß sehr präzise sein. Sie sollen direkt vorm *Dantian* parallel zum Körper gehalten werden. Rutschen sie zu tief, regt das *Qi* der *Laogongs* Blase, Darm und Sexualorgane an. Es kann passieren, daß der Drang nach Verdauung zu stark wird. Sind die Hände zu hoch oder nach oben hin geöffnet, kann es sein, daß die Energie wieder nach oben steigt. Beide Reaktionen sind ungünstig. Wenn das Steißbein *(Weilu)* nach hinten bewegt wird, ist es wichtig, nicht ins Hohlkreuz zu rutschen, sondern dynamisch im Stehen zu verharren, also eine bewegliche Verbindung nach vorn zu wahren.

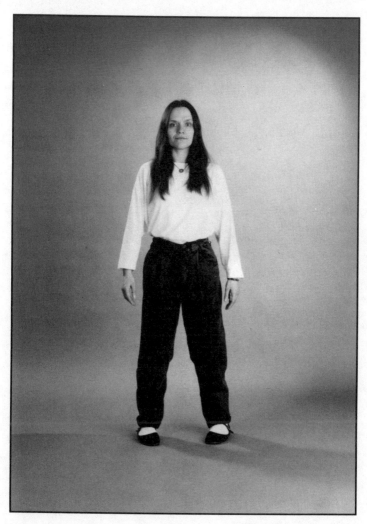

Abb. 25

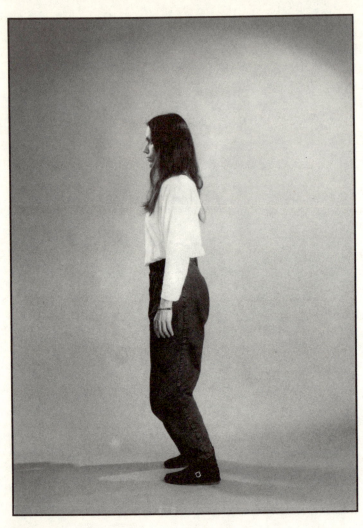

Abb. 26

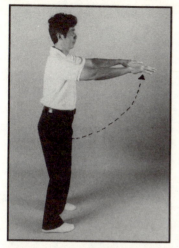

Abb. 27

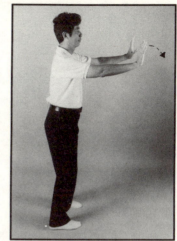

Abb. 28

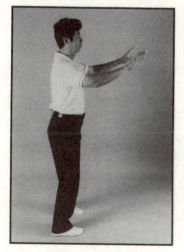

Abb. 29

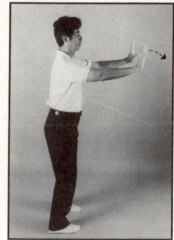

Abb. 30

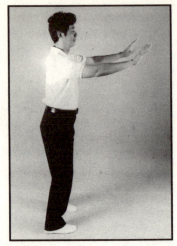

Abb. 31

Abb. 32

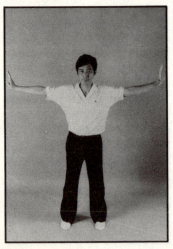

Abb. 33

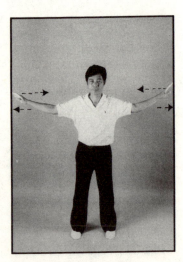

Abb. 34

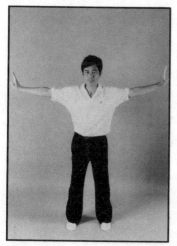

Abb. 35

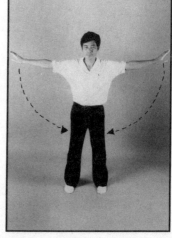

Abb. 36

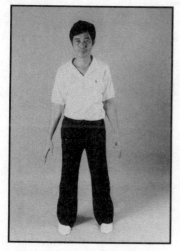

Abb. 37

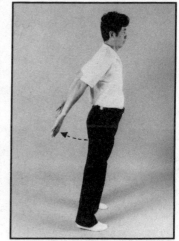

Abb. 38

97

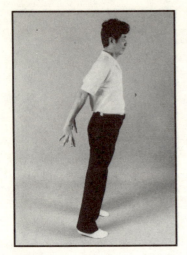

Abb. 39

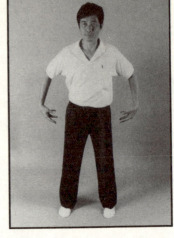

Abb. 40

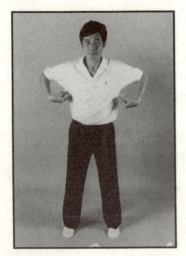

Abb. 41

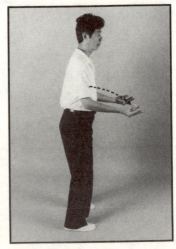

Abb. 42

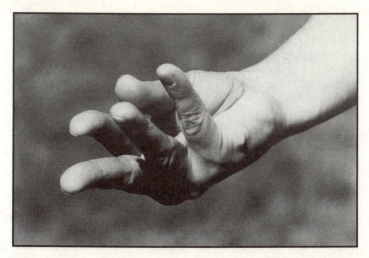

Abb. 43

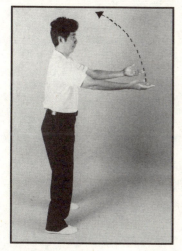

Abb. 44

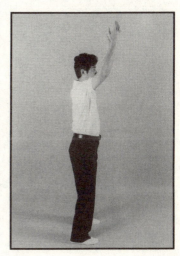

Abb. 45

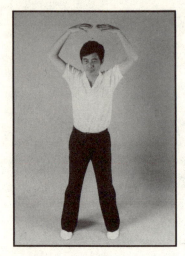

Abb. 46

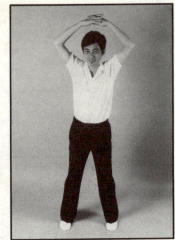

Abb. 47

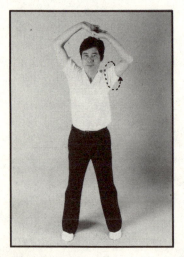

Abb. 48

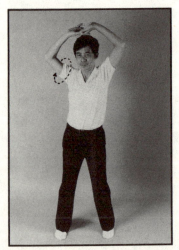

Abb. 49

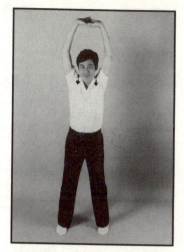

Abb. 50

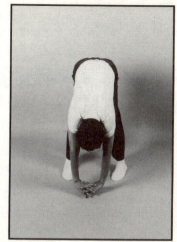

Abb. 51

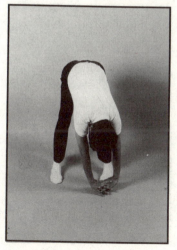

Abb. 52

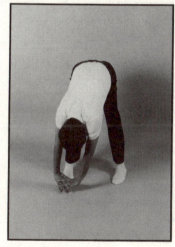

Abb. 53

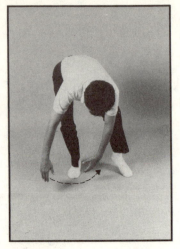

Abb. 54

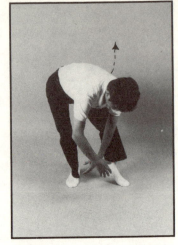

Abb. 55

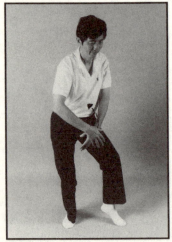

Abb. 56

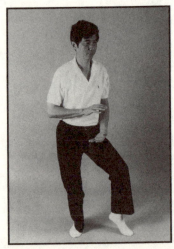

Abb. 57

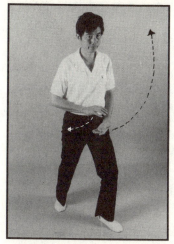

Abb. 58

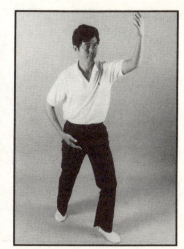

Abb. 59

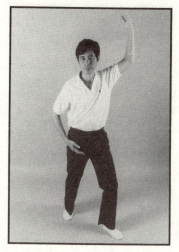

Abb. 60

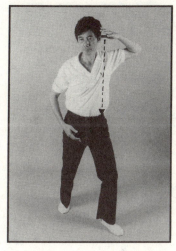

Abb. 61

103

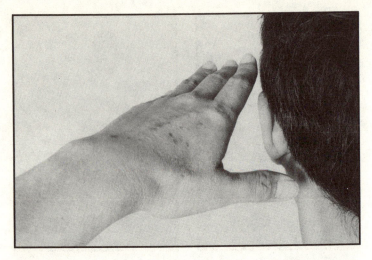

Abb. 62

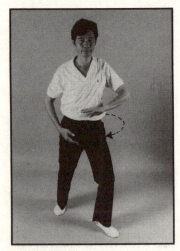

Abb. 63

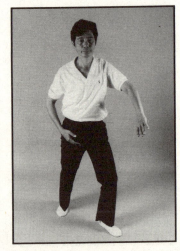

Abb. 64

104

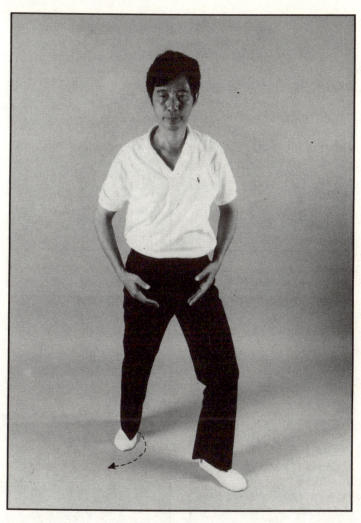

Abb. 65

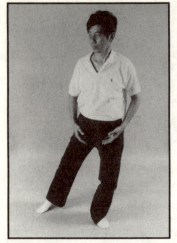

Abb. 66

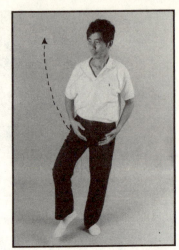

Abb. 67

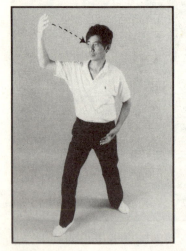

Abb. 68

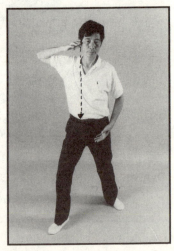

Abb. 69

106

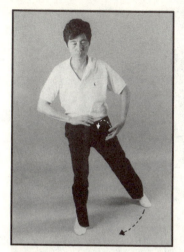

Abb. 70

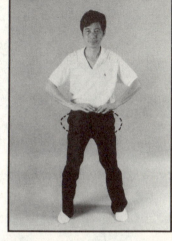

Abb. 71

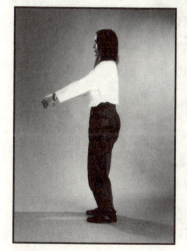

Abb. 71 a

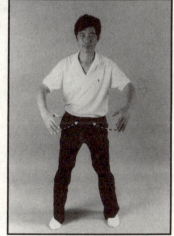

Abb. 72

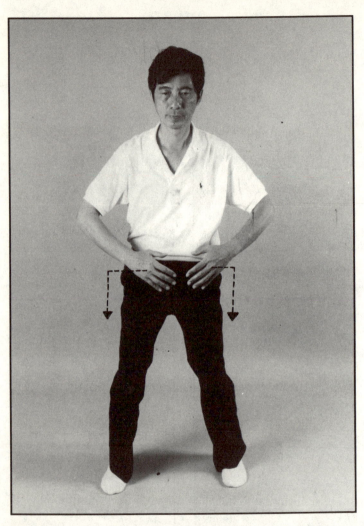

Abb. 73

2. Form
Das Öffnen zum Himmel und zur Erde.
Das Harmonisieren von Yin und Yang

Vorbereitung (Abb. 74)

Diese Übungs-Form dient dazu, die 3 Yin- und 3 Yang-Hand-Meridiane zu öffnen und zu regulieren. Die 3 Yin-Hand-Meridiane sind die Lungen-, Pericardium- (Herzbeutel, Kreislauf, Sexualität) und Herz-Meridiane, die 3 Yang-Hand-Meridiane sind die Dickdarm-, Dreifacher Erwärmer- und Dünndarm-Meridiane.

Füße stehen parallel und schulterbreit. Jetzt wiederhole das ganze Ritual der inneren Vorbereitung, wie im 8. Kapitel beschrieben. Überprüfe Dein Stehen, die Lage Deines Gewichts und spüre den festen Kontakt unter den Füßen zur Erde. Bewege das Qi von Baihui, die Zongmai und Dumai entlang, zu Laogong. Laß Deinem Atem Raum und Zeit. Finde Dein Lächeln.

Bedenke, daß das Fließen des Qi eine Sache des Bewußtseins ist und daß Hinweise auf Punkte und Energie-Bahnen nur als Stütze zu betrachten sind. Krampfhaft etwas erreichen wollen, sich auf etwas zu fixieren bedeutet, die Energie zu stoppen, einzufrieren oder zu blockieren. Bei starker Fixierung können ungünstige Wirkungen eintreten. Entkrampfe Dich nicht nur körperlich, sondern harmonisiere vor allem Deinen Geist. Wie Du das üben kannst, findest Du in »Der Kranich als gelebte Bewegung«.

Das Anheben der Flügel (Abb. 75–82)

Richte Dein Bewußtsein auf Laogong. Die Knie sind gebeugt, als ob Du Dich setzen möchtest. Die Handflächen sind einander zugewandt. Die Arme sind gerade und bewegen sich langsam schulterbreit bis in Schulterhöhe. Wenn die Schultern locker fallen, brauchst Du keine zusätzliche Kraft aufzuwenden. Stell Dir einen Ball vor, der sich zwischen beiden Händen entwickelt. Dieser Ball ist voll Energie, die in den Händen in Form von Wärme spürbar ist. Drehe auf Schulterhöhe die Handflächen nach unten. Die Finger bilden die »Schwert-Position«, d. h. der Daumen drückt sanft auf das Nagelbett des kleinen und Ringfingers. Mittel- und Zeigefinger bleiben gerade und liegen dicht beieinander (bitte kein V-Zeichen). Achte auf die zwei gestreckten Finger und breite die Arme langsam zur Seite aus. Arme und Schultern bilden eine Linie. Denke Schwertfinger und benutze die Nackenwirbelsäule als Achse. Beginne, erst die linke Hand und dann die rechte Hand an die Schulter heranzuziehen und wieder zu strecken. Die Arme werden in dem Moment wieder gestreckt, wenn die Oberarme im Winkel von 45° zum Oberkörper stehen. Finger bleiben in der »Schwert-Position«. Mache die Bewegung dreimal abwechselnd mit jedem Arm. Beim Strecken des jeweiligen Armes liegt die Achtsamkeit in den ›Schwertfingern‹. Forme jetzt den »Kranich-Kopf« mit beiden Händen, indem Du die Mittelfinger auf das Fingernagelbett der Zeigefinger legst. Verharre so ein paar Sekunden.

Hinweis zur Übung: Beim Halten des Energie-Balls öffnen sich beide *Laogongs*. Die inneren und äußeren Energien werden ausgetauscht und vermischt, wodurch unter anderem der Blut-Kreislauf gestärkt wird. Bei der Bewegung in der »Schwert-Position« wird *Qi* von den jeweils angezogenen Schwertfingern über *Dazhui* zu den ausgestreckten Schwertfingern und zurück bewegt. Die Bewegung ist sehr fließend und weich. Die Arme sind zwar gestreckt, aber nicht durchgedrückt. Beim langsamen Ausbreiten der ›Flügel‹ sind die sechs Hand-Meridiane angesprochen. Der »Kranich-Kopf« bewirkt, daß die Energie des Herzbeutel-Meridians, der im Mittelfinger endet, in den Dickdarm-Meridian übergeht, der im Zeigefinger beginnt. Das trägt zu einer besseren Verdauung bei. Er öffnet außerdem den *Yuchen*-Punkt an der Schädelbasis, der die Funktion des Kleinhirns beeinflußt und den Atem und das Nervensystem reguliert. Kurzum: der Druck des Mittelfingers auf den Zeigefinger bewirkt eine allgemeine Entspannung.

Das Ausbreiten der Flügel und das Betrachten des Himmels (Abb. 83 + 84)

Die Arme sind noch immer gerade. Denke *Laogong*. Öffne den »Kranich-Kopf«, entspanne die Hände. Die Beine sind jetzt gestreckt. Das Gewicht wird leicht nach vorne angehoben. Die Handflächen werden nach oben gedreht und zugleich das Gewicht nach hinten verlegt. Die

Arme sind so geöffnet, als ob Du einen großen Ball oder die Sonne umarmen möchtest. In dieser Position lehnst Du Deinen Oberkörper ohne Überspannung nach hinten. Der Kopf bewegt sich mit. Das Kinn wird ein wenig eingezogen, und die beiden *Laogongs* stehen einander gegenüber.

Hinweis zur Übung: Beim Betrachten des Himmels wird das innere *Yang* mit dem äußeren *Yang* verbunden. Durch das Öffnen des Brustkorbs werden alle dort befindlichen Organe und Meridiane stimuliert. Beide *Laogongs* kommunizieren im großen Kreis und sorgen dafür, daß das *Qi* durch Schultergürtel, Arme, Hände und Kopf fließt. Das Einziehen des Kinns ist für Herz und Lungen.

Das Schließen der Flügel *(Abb. 85)*

Der Oberkörper richtet sich auf. Die Handflächen werden nach unten gedreht. Die Arme senken sich langsam und entspannt, bis sie einen Winkel von 20° zum Körper bilden. Schultern sind ebenfalls gespannt.

Hinweis zur Übung: Je langsamer Du die Arme nach unten führst, desto stärker spürst Du die Energie in Fom von Wärme oder Prickeln in den Händen. *Yin* und *Yang* fließen in den Händen zusammen und bewegen sich von da durch den Leib. *Yin* fließt von rechts nach links, *Yang* von links nach rechts.

Das Zusammenlegen der Flügel *(Abb. 86 + 87)*

Handinnenflächen werden nach hinten gedreht, bleiben jedoch neben dem Leib. Finger um Finger, mit dem kleinen beginnend und mit dem Daumen endend, bilden die Hände jetzt wieder Klauen, die seitlich des Körpers bis zur Achselhöhle hochgezogen werden. Konzentriere Dich in den zehn Fingerspitzen. Du gehst ein wenig in die Knie und hebst die Fersen ein bißchen höher, wenn Du die Hände mit sanftem Ruck nach vorne wirfst. Die Schultern werden dabei nicht hochgezogen. Beim Rausschleudern drückst Du die Arme kurz eng an den Körper und setzt die Füße fest auf den Boden auf. Der ganze Körper verharrt eine kurze Weile in dieser geerdeten Haltung.

Hinweis zur Übung: Wie in der ersten Übungs-Form wird die schlechte Energie aus dem Körper in die zehn Fingerspitzen gezogen und durch das Schleudern hinausgeworfen. Das frische *Qi* sollte jedoch in den Händen bleiben. Es würde verlorengehen, wenn Du die Hände zu früh oder zu weit öffnest. Durch diese Übung wird die Vitalität gestärkt und die allgemeine Gesundheit, durch die Reinigung besonders der Lungen, gefördert.

Das beidseitige Einsammeln des Qi *(Abb. 88–90)*

Entspanne die Finger und öffne die Hände. Denke *Laogong*. Die Knie sind gebeugt, als ob Du dich setzen möchtest. Strecke sanft die Arme und bewege sie langsam vom Körper nach oben. Stell Dir vor, daß Deine Hände wie Schöpfkellen frische Energie nach oben führen. Die Hände bewegen sich ein wenig höher und näher aneinander heran. Durch *Laogong* wird die Energie jetzt ins *Tianmu* (Himmelsauge) gegossen. Bewege die Hände in Richtung Stirn und langsam hinunter zur Nabelhöhe.

Hinweis zur Übung: Das frische *Qi* in Deinen Händen wird dem Körper durch *Tianmu* zugeführt und zum *Dantian* hinuntergeleitet. Die Hände berühren den Körper dabei nicht, um den Energie-Strom durch Berührungen nicht zu beeinträchtigen.

Die Himmels-Erd-Säule *(Abb. 91–110)*

Beide Hände sind mit den Handflächen nach unten in Nabelhöhe. Dein ganzer Körper dreht sich jetzt um 45° nach links. Zugleich wird der linke Fuß angehoben und Du machst einen Schritt in die Diagonale nach vorne. Die Zehen setzen zuerst auf. Beim Schritt öffnen sich beide Arme zur Seite mit den Handflächen nach hinten. Richte Deine Aufmerksamkeit auf *Laogong* und drehe die Handflächen nach vorne um. Lege die Daumen locker an das mittlere Gelenk des Zeigefingers. Die Finger haben alle Kontakt miteinander, so daß die Hand die Form eines flachen Löffels annimmt. Hände, Arme und Schultern bilden eine entspannte Linie (Abb. 91–93).

Das Gewicht ist auf beide Beine gleichermaßen verteilt. Richte Dein

Bewußtsein auf das linke *Laogong* und bringe die linke Hand langsam vor den rechten Brustkorb. Dort nimmt das linke *Laogong* Kontakt auf mit *Qihu*, einem Akupunktur-Punkt des Magen-Meridians, der etwa einen Finger breit unterhalb des Schlüsselbeins liegt. Die Hand berührt den Körper nicht. Der Rumpf hat sich bei dieser Bewegung um 90° nach rechts gedreht und dreht sich jetzt wieder um 90° nach links zurück, wobei die rechte Hand vor den linken Brustkorb geführt wird. Frische Energie wird durch das rechte *Laogong* in den Punkt *Qihu* geleitet. Verharre einen Moment in der gekreuzten Armhaltung (Abb. 94 + 95). Die Atmung folgt ihrem natürlichen Rhythmus.

Die linke, dem Körper nähere Hand, löst sich, gleitet hinunter unter den rechten Ellenbogen und streicht mit dem inneren *Laogong* den rechten Außenarm entlang nach links oben. Ziehe die Hände auseinander, wobei Du den linken Arm eine halbkreisförmige Bewegung nach oben machen läßt und den rechten Arm eine halbkreisförmige Bewegung nach unten. Die linke Hand, immer noch in Löffelform, zeigt mit der Handfläche zum Himmel. Die rechte Hand befindet sich, wenn möglich unter dem Steißbein und zeigt mit dem ›Handlöffel‹ zur Erde. Die Himmels-Erd-Säule steht. (Abb. 96–98). Aus den beiden *Laogongs* schickst Du Energie hinaus zu Himmel und Erde.

Dann bleibe in dieser Position, entspanne die Arme und ziehe die Energie durch die beiden *Laogongs* wieder ein. Zugleich verlagerst Du Dein Gewicht auf das linke Bein, lehnst dabei Deinen Oberkörper ein wenig nach vorn und drehst den rechten Fuß auf den Zehen um 180° nach rechts, so daß die zwei Fersen in einer Linie zueinanderstehen. Die Drehung wird vervollständigt, indem Du die linke Ferse, auf dem Zehenballen gestützt, nach hinten drehst. Das Gewicht ist jetzt wieder auf beide Beine verteilt. Bei der Drehung öffnest Du die Arme und bringst sie in Schulterhöhe mit den Handflächen erst nach vorn und dann, nach dem Ankommen, nach hinten. Arme, Hände und Schulter bilden eine Linie und sind entspannt. Denke *Laogong* (Abb. 99–101). Beide Hände haben noch immer die Löffelform.

Du wiederholst diese Übung mit dem rechten Arm. Richte Dein Bewußtsein auf das rechte *Laogong* und beschreibe mit dem Arm einen Viertelkreis um 90° nach links. Die rechte Hand bleibt circa 2 cm vor dem linken Brustkorb stehen. Stell Dir vor, daß gutes *Qi* durch *Laogong* in den Magenpunkt *Qihu* unter dem linken Schlüsselbein strömt. Jetzt folgt der linke Arm. Denke linkes *Laogong* und bringe die Hand vor den rechten *Qihu-Punkt*. Verharre einen Moment mit den gekreuzten Armen, bevor Du die rechte, dem Körper nähere Hand löst. Du bringst die Hand unter den linken Ellenbogen und läßt ihn, ohne Berührung des Armes, den linken Außenarm entlang streichen. Ziehe die Hände und die Arme auseinander und bilde die Himmels-Erd-Säule. Die rechte Hand zeigt mit der Handfläche zum Himmel, die linke befindet sich unter dem Steißbein, mit der Handfläche zur Erde (Abb. 102–106). Sende wieder *Qi* hinaus durch die *Laogongs*.

Löse die Himmels-Erd-Säule, indem Du die Hände entspannst und das *Qi* in den Körper zurückholst. Verlagere das Gewicht auf das rechte Bein, drehe den linken Fuß auf die Zehen nach innen und bringe den rechten Fuß in die anfängliche Parallel-Stellung zurück. Dabei entspannst Du die Arme und löst die Löffelform der Hände. Der Körper hat die ursprüngliche Ausrichtung zum Süden wieder eingenommen. Die Arme bewegen sich langsam nach vorne und sammeln so durch die *Laogongs* alles *Qi* ein, das durch langsames Heranziehen der Hände an den Körper im Dantian zentriert wird. Die Hände bewegen sich zur Seite des Körpers und dann locker nach unten. Das Kinn ist auf einer Linie mit dem Nabel. Du stehst so, als ob Du Dich setzen möchtest. Spüre die Übung in Dir (Abb. 107–110).

Hinweis zur Übung: Durch die Himmels-Erd-Säule nimmst Du Kontakt auf zum Himmel und zur Erde. Du schickst Deine innere Energie zum Himmel durch das erhobene Laogong und zur Erde durch das gesenkte Laogong. Deine inneren Energien verschmelzen mit den äußeren des Universums. Auf diese *Yang*-betonte, weil nach außen gerichtete Position folgt das Zurückholen der Energie durch *Laogong* nach innen. Das ist nur durch Loslassen der Spannung möglich. Das abschließende Sammeln der Energie im *Dantian* verhindert unter anderem, daß zu viel Energie in den Kopf steigt und dort hängenbleibt. Bei Ungeübten können unangenehme Nebenwirkungen auftreten, so daß immer empfohlen wird, die Energie zu *Dantian* hinunterzuleiten. Das gilt auch bei Kopfweh und Schwindelgefühl. Das Sammeln von *Qi* im *Dantian* am Ende einer Übung geschieht folgendermaßen: durch das lockere Fallen der Schultern sinkt das *Qi*. Der Energie-Ball wird im *Dantian* zentriert. Das nach hinten Bewegen des Steißbeins und das behutsame Zusammenziehen der Bauchdecke helfen ebenfalls, das *Qi* im *Dantian* zu konzentrieren. Die abschließende Position ist gelöst. Körper, Geist und Seele ruhen in sich selbst und lassen die Übungen in sich wirken. Jede Person findet ihren eigenen Rhythmus, entsprechend den persönlichen Bedürfnissen und Erfahrungen.

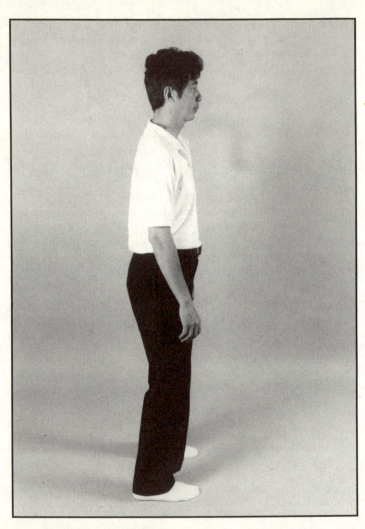

Abb. 74

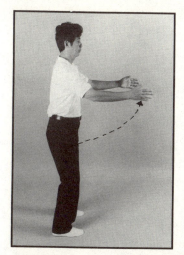

Abb. 75

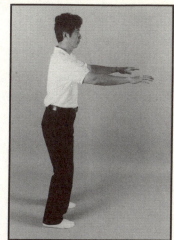

Abb. 76

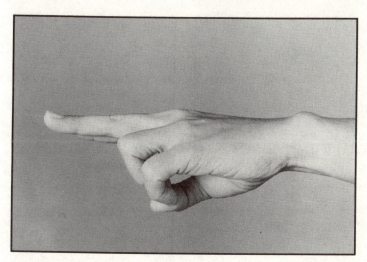

Abb. 77

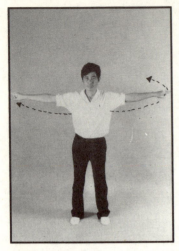

Abb. 78

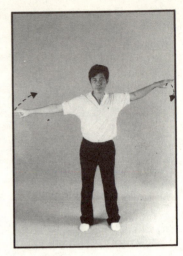

Abb. 79

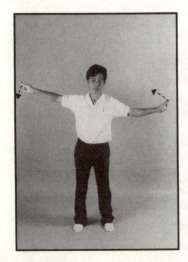

Abb. 80

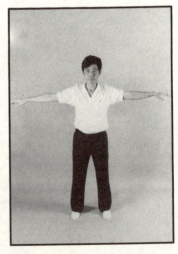

Abb. 81

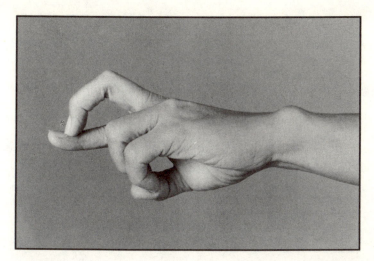

Abb. 82

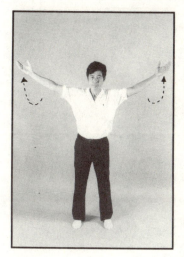

Abb. 83

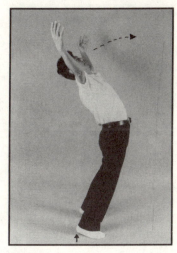

Abb. 84

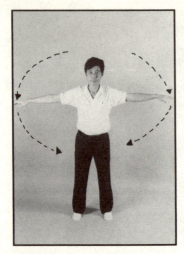

Abb. 85

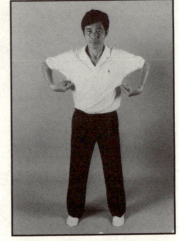

Abb. 86

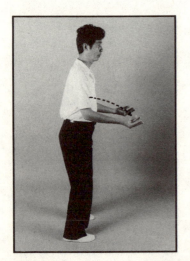

Abb. 87

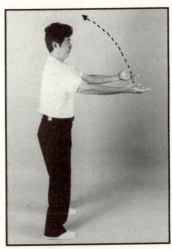

Abb. 88

120

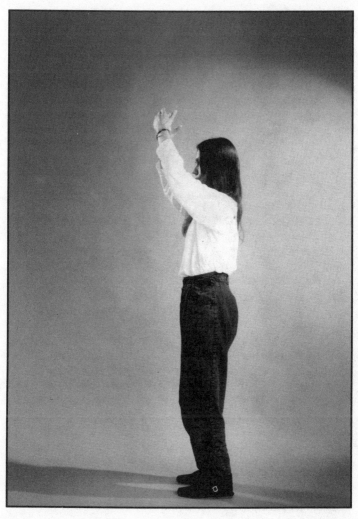

Abb. 89

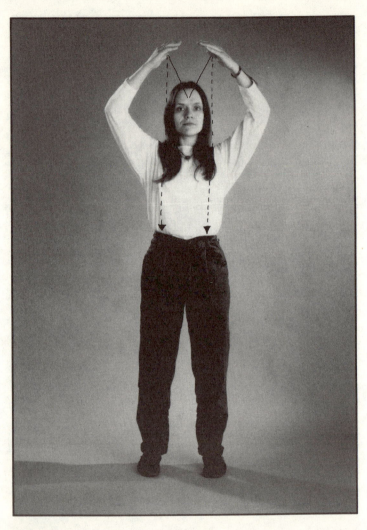

Abb. 90

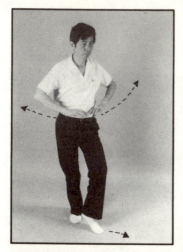

Abb. 91

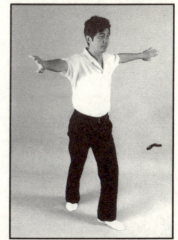

Abb. 92

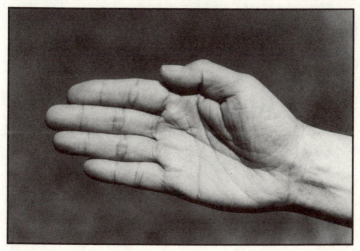

Abb. 93

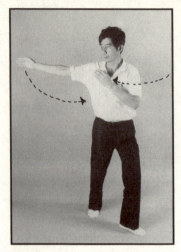

Abb. 94

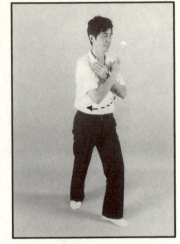

Abb. 95

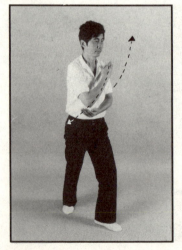

Abb. 96

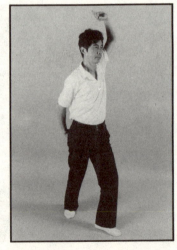

Abb. 97

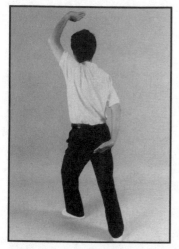

Abb. 98

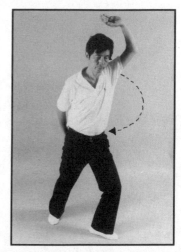

Abb. 99

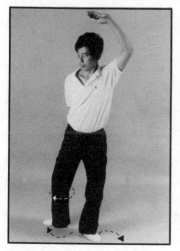

Abb. 100

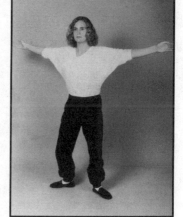

Abb. 101

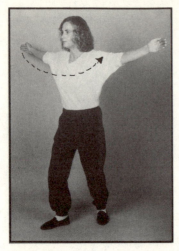

Abb. 102   Abb. 103

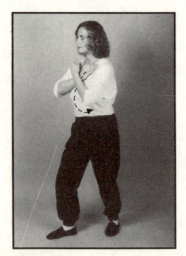   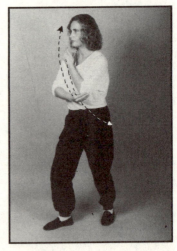

Abb. 104   Abb. 105

126

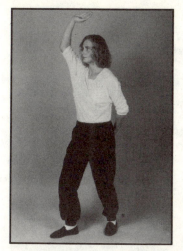

Abb. 106

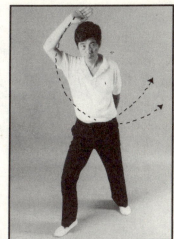

Abb. 107

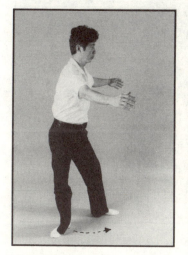

Abb. 108

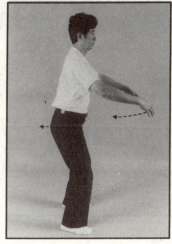

Abb. 109

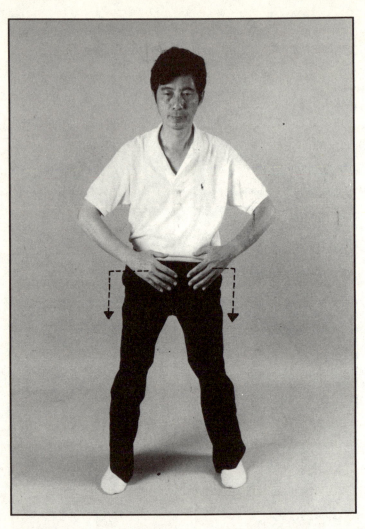

Abb. 110

3. Form
Kranichkopf und Drachenhaupt bringen das Qi im Kleinen Kreislauf zum Fließen

Vorbereitung *(Abb. 111)*

Die Füße stehen parallel, fußbreit nebeneinander. Die Knie können einander bequem berühren. Gib Dir wieder die Zeit, die Du brauchst, um dich einzustimmen, so wie in den beiden ersten Formen. Lächel Dir zu und laß den Atem seinen Rhythmus finden. In der dritten Form wird die Energie etwas anders geleitet als in den vier anderen. Richte Dein Bewußtsein auf *Baihui*, durch den Du frische Energie aufnimmst und sie zum *Dantian* hinunterführst, wo sie kurz verweilt. Lasse die Energie weiter durch *Huiyin*, *Mingmen* und *Dazhui* fließen und führe sie ohne Anstrengung den *Dumai* entlang, weiter durch *Yamen*, *Baihui*, *Yintang* und *Renzhong*, dem Endpunkt des *Dumai* am Gaumen. Die Energie bewegt sich über die am Gaumen liegende und als Brücke dienende Zunge hinunter zum Anfangspunkt des *Renmai*, *Chenjiang*. Sammel Deine Aufmerksamkeit in diesem Punkt zwischen Kinn und Unterlippe.

Der Kranichkopf *(Abb. 112–114)*

Das Kinn wird im Winkel von 45 ° wie von einem dünnen Faden diagonal nach vorne gezogen. Denke *Chenjiang*. Eine gute Spannung ist sofort am Hals im *Dazhui*-Punkt spürbar. Ziehe das Kinn sanft an den Körper heran und denke *Dazhui*. Richte den Kopf nun auf und denke *Baihui*. Gehe dabei ein wenig mehr in die Knie. Das Kinn wird ein wenig angezogen, wodurch ein natürliches Doppelkinn entsteht. Die Schultern fallen locker. Der Oberkörper ist aufrecht. Du beschreibst diese Bewegung dreimal, wobei Du jedesmal die Knie mehr beugst. Stell Dir dabei vor, daß das *Qi* vom *Chenjiang* zurück zum *Dazhui* und hoch zum *Baihui* fließt und einen kleinen Kreis bildet.

Das Drachenhaupt *(Abb. 115 + 116)*

Lege Dein Denken in die Punkte *Weilui* (Steißbein) und zwei *Qinlung-qiaos* (Drachenhörner rechts und links von *Baihui*). Jetzt wiege den Kopf nach links und denke dabei an das Steißbein und das linke Drachenhorn. Wiege den Kopf nach rechts und denke an Steißbein und rechtes Drachenhorn. Bewege so den Kopf jeweils dreimal im Wechsel und richte Dich dabei auf.

Hinweis zur Übung: Die Hals- und Kopfbewegungen sind den Bewegungen des Kranichs nachempfunden. Der Unterkiefer ist dabei der Vogelschnabel. Sie dienen dazu, den Kleinen Kreislauf mit seinen *Renmai-* und *Dumai-*Bahnen zu öffnen. Beim Vorziehen des Schnabels sinkt die *Yin*-Energie den *Renmai* entlang herunter. Beim Zurückziehen des Kinns wird die *Yang*-Energie den *Dumai* hochgezogen. Das sinkende *Yin* läßt *Yang* steigen. Mit der Zeit beginnt der Kleine Kreislauf zu fließen.

Das seitliche Kopfwiegen sollte kein einfaches Schütteln sein, sondern eine gesammelte und dabei fröhlich-entspannte Bewegung. Lächel Deinem Kopf und Hals zu. Du kannst damit Halskrankheiten vorbeugen oder sie heilen und Kopfschmerzen behandeln.

Es gilt auch, *Baihui* zu öffnen. Denn wenn dieser Punkt geöffnet ist, profitieren davon Haut, Fleisch, Muskeln, Knochen, Adern, alle Organe und Energie-Bahnen. Durch die Verbindung der zwei Drachenpunkte mit *Weilui* (Steißbein), in der beschwingt aufsteigenden Bewegung, wird der »Geist gereinigt«.

Das Qi wird zweifach zurückgeführt *(Abb. 117–121)*

Schicke nun das *Qi* von den Schultern hinunter zu *Laogong*. Richte Dein Bewußtsein auf *Laogong*, entspanne die Finger und öffne Deine Hände. Sie sind die Schöpfkellen für frisches *Qi*. Die Knie sind gebeugt. Bewege Deine geraden Arme langsam vor dem Körper nach oben. In Augenbrauenhöhe öffnen sich die Ellenbogen zur Seite. Die Hände bewegen sich ein wenig höher und näher aneinander heran. Durch *Laogong* fließt die Energie in *Tianmu*. Führe die Energie zum *Dantian* hinunter.

Beide Hände werden jetzt wie Schwimmflossen auf dem *Daimai*-Meridian um die Gürtellinie herumgeführt, berühren den Körper jedoch während die Handrücken auf den *Senshu*-Punkten (etwa 3 Fingerbreit seitlich von *Mingmen*) liegen. Die Hände berühren sich. Die Daumen sind entweder nebeneinander oder übereinander. Gehe noch mehr in die Knie.

Hinweis zur Übung: Durch das Beugen der Knie wird *Mingmen* und damit der Umlauf der Energie im Kleinen Kreislauf insgesamt angeregt. Die Nieren profitieren von dieser Übung, weil Laogongs nach Norden hin geöffnet sind. Die *Senshu*-Punkte liegen auf dem Blasen-Meridian, der mit dem Nieren-Meridian eine partnerschaftliche Verbindung hat. Der Blasen- und Nierenbereich wird allgemein positiv angesprochen.

Beidseitiges Drehen der Hüfte (Abb. 122)

Achte auf *Mingmen* und beginne mit dem Kreisen der Hüfte dreimal im Uhrzeigersinn. Der vordere Halbkreis von links über vorne nach rechts wird vom Unterleib geführt, der hintere Halbkreis von rechts über hinten nach links vom Steißbein. Für das Kreisen soll die Hüfte entspannt sein. Erst dann können Unterleib und Steißbein die jeweiligen Bewegungen wirksam durchführen. Danach drehe die Hüfte dreimal im Gegenuhrzeigersinn.

Hinweis zur Übung: Der Punkt *Mingmen*, »Das Tor des Lebens«, ist eine sehr wichtige Bahn-Station im dichten Netz der Energie-Bahnen. Er ist der »Meister« der zwölf Meridiane. Öffnest Du ihn, profitieren alle zwölf Meridiane davon. Die Hüfte ist der Stützpunkt des ganzen Körpers. Durch das Kreisen der Hüfte und des Steißbeins wird die Funktion des Dick- und Dünndarms reguliert, die Nierentätigkeit angeregt und die Sexualorgane entspannt. Das *Qi* kann sich so den *Dumai* entlang besser nach oben bewegen, damit das Großhirn nähren und die Konzentration erhöhen. Damit kann das Bewußtsein beeinflußt werden. In der chinesischen Überlieferung wird gesagt, daß ein geöffneter *Mingmen* den Menschen klug und weise machen soll. (Zitat von *Cheung Chun Wa*, Hong Kong, 1986)

Vierfaches Kreisen der Knie *(Abb. 123–128)*

Verschließe *Laogongs* mit den Daumen, führe Deine Hände an den Oberschenkeln entlang nach vorne und lege sie locker auf beide Knie. Entspanne die Daumen und gehe in die Knie. Die Knie berühren einander. Drehe die Knie dreimal im Uhrzeigersinn und dreimal im Gegenuhrzeigersinn. Danach drehst Du die Knie dreimal von innen nach außen und dreimal von außen nach innen. Richte Deine Aufmerksamkeit auf die Kniegelenke und schaue dabei nach vorne.

Hinweis zur Übung: Durch das Kniedrehen werden die Energie-Bahnen zwischen Hüfte, Knie und Füßen geöffnet. Die Nieren werden gestärkt. Die Nieren sind unter anderem auch verantwortlich für das ganze Knochengerüst und die Produktion des Knochenmarks. Werden die Nieren mit zuwenig Energie versorgt, wird die Abwehrkraft im Körper geschwächt und frühzeitige Alterserscheinungen treten auf, die sich bei vielen Menschen zuerst in einer Schwäche in den Beinen zeigt. Diese Übung ist eine gute Vorsorge für Arthritis.

Das Qi fließt durch bestimmte Akupunktur-Punkte *(Abb. 129–131)*

Betrachte *Laogong* als Achse und drehe die Hände um 90 ° auf den Knien nach innen. Drücke den Daumen auf den Milz-Meridian-Punkt *Xuehai* (Blutmeer), etwas oberhalb des Kniegelenks an der Innenseite des Oberschenkels (s. Abb. 129) und beuge die Knie so weit wie möglich, so als ob Du auf einem Stuhl sitzt. Konzentriere Dich in den Knien, die nie über die Zehenspitzen hinausschauen sollten. Du richtest Deinen Oberkörper dabei soweit wie möglich auf und öffnest den Brustkorb. Vermeide die Hohlkreuzbildung. Bewege Dich jetzt so, als würdest Du Dich vom Stuhl erheben. Hände bleiben auf den Knien liegen. Sowohl Hände als auch Knie sind jetzt entspannt. Denke dabei *Yungquan*. Wiederhole diese Auf- und Abbewegung dreimal. Die Augen schauen die ganze Zeit geradeaus.

Hinweis zur Übung: Das dreimalige Beugen und Aufrichten aktiviert die Energie in den Knien. Es öffnet die drei *Yin*- und *Yang*-Fuß-Meridiane sowie die Extra-Kanäle *Yinqiao*, *Yangquiao* und *Yangwei*.

Beim starken Beugen drückt der Daumen auf den Milz-Meridian-Punkt *Xuehai*. Dadurch wird Energie aus dem im Daumen endenden

Lungen-Meridian auf den Milz-Meridian übertragen. Die Lungen schikken durch die Atmung das *Qi* in alle Organe. Durch den Druck auf *Xuehai* wird die Milz mit Lungen-*Qi* ergänzt. Die Milz- und Magenfunktionen werden gestärkt und der Appetit angeregt. Er wirkt sich auch positiv bei Verdauungsstörungen und Leberproblemen aus.

Das beidseitige Einsammeln des Qi *(Abb. 132–137)*

Jetzt richtest Du Deinen Körper soweit auf, daß die Knie noch leicht gebeugt bleiben. Löse die Hände und denke Laogong, wenn Du beide geraden Arme nach oben führst. Lasse das *Qi* von *Laogong* in *Tianmu* strömen und führe es zum *Dantian* hinunter. Die Hände bewegen sich vor den Ellenbogen nach unten. Sammel das *Qi* durch Beschreiben eines Halbkreises und konzentriere es im *Dantian* durch Heranrücken, wie in der ersten Form beschrieben.

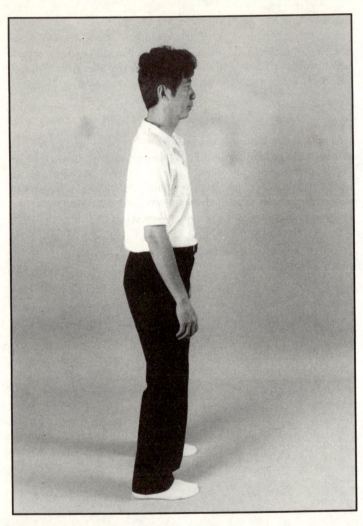

Abb. 111

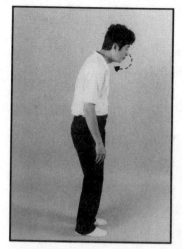

Abb. 112

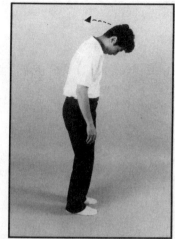

Abb. 113

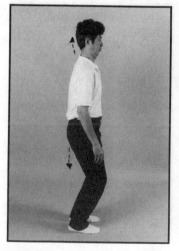

Abb. 114

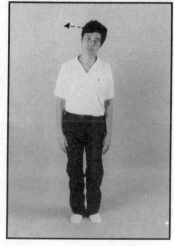

Abb. 115

135

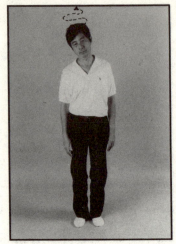

Abb. 116

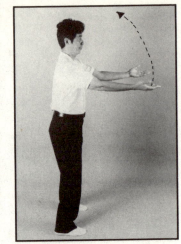

Abb. 117

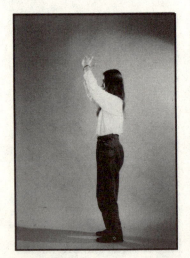

Abb. 118

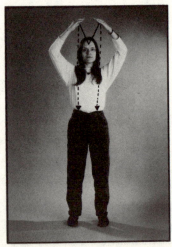

Abb. 119

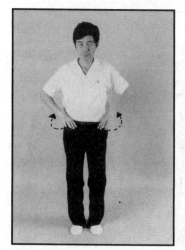

Abb. 120

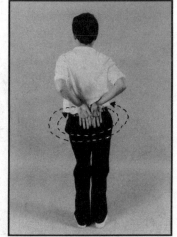

Abb. 122

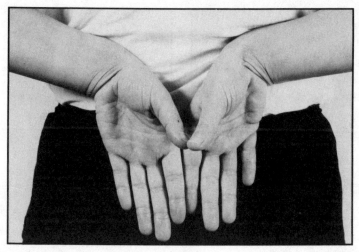

Abb. 121

137

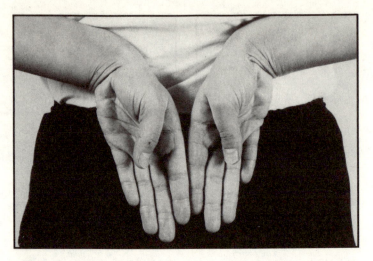

Abb. 123

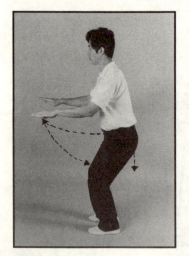

Abb. 124

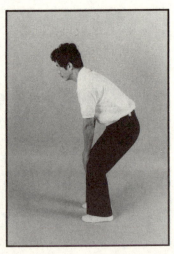

Abb. 125

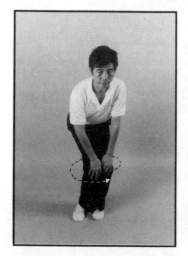

Abb. 126

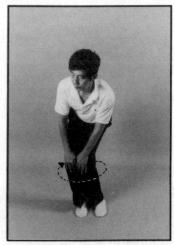

Abb. 127

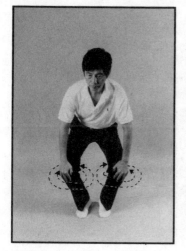

Abb. 128

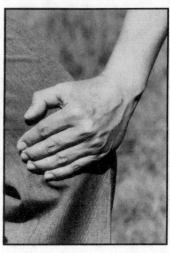

Abb. 129

139

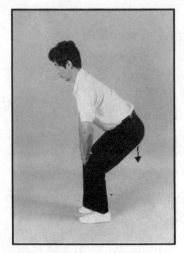

Abb. 130

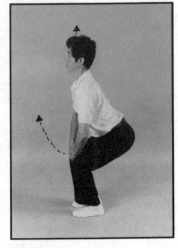

Abb. 131

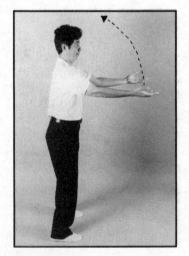

Abb. 132

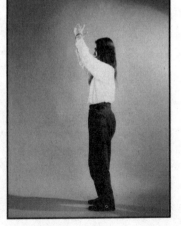

Abb. 133

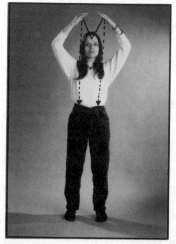

Abb. 134

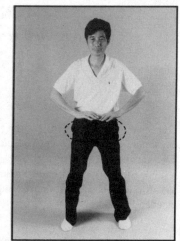

Abb. 135

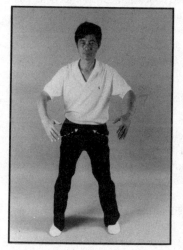

Abb. 136

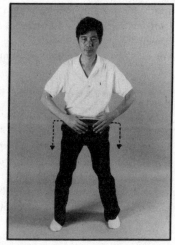

Abb. 137

141

4. Form
Der Kranich streift das Wasser

Vorbereitung

Der Sinn dieser Übung ist, *Laogong*, *Mingmen*, *Dazhui* und *Yungquan*
zu öffnen, damit das *Qi* besser fließen kann und die Organe mit mehr
Energie versorgt werden.

Füße stehen parallel und schulterbreit. Die Entspannung vollzieht
sich wie in den anderen drei Übungs-Formen. Dein Atem findet den
eigenen Rhythmus.

Das beidseitige Einsammeln des Qi *(Abb. 138–140)*

Laß das *Qi* durch Baihui in den Körper eintreten, den *Zhongmai* nach
unten zum *Huiyin* und den *Dumai* nach oben zum *Dazhui* fließen. Von
dort strömt es durch die Schultern und die Innenseite der Arme zum
Laogong. Richte Dein Bewußtsein auf *Laogong* und führe mit geraden
Armen frisches *Qi* aufwärts, wo es aus *Laogong* in *Tianmu* übergeht.
Von dort führe das *Qi* hinunter zum *Dantian*.

Der Kranich streift das Wasser I *(Abb. 141 + 142)*

Hebe die geraden Arme schulterbreit, mit den Handflächen nach unten,
langsam bis in Schulterhöhe an. Gleichzeitig hebst Du das linke Bein,
bis sich der Oberschenkel in einem Winkel von etwa 45° zum Boden
befindet. Der Unterschenkel hängt entspannt. Die Fußspitze zeigt locker
zum Boden. Achte auf *Laogong*, *Yungquan* und *Mingmen*. Beuge das
rechte Knie, als wolltest Du Dich setzen, und gehe dabei mit dem
ganzen Körper nach unten. Die Stellung des linken Beines verändert
sich nicht. Dabei streift der linke Fuß ganz leicht den Boden, die
»Wasseroberfläche«. Nach kurzem Antippen richtet sich der ganze Körper wieder auf. Der »Kranich« streift das Wasser in dieser Haltung
dreimal. Die Arme bewegen sich dabei zwischen Augenbrauen und
Bauchnabelhöhle leicht wie Flügel.

Hinweis zur Übung: Das erhobene Bein wird nur passiv mit dem gesamten Rumpf durch die Auf- und Abbewegung des Standbeins mitgeführt.

Der Kranich streift das Wasser im Flug I *(Abb. 143–149)*

Öffne beide Arme und führe sie seitlich des Körpers. Die Hände werden, mit dem Daumen nach unten, im Winkel von 45° gehalten. Strecke sowohl das Standbein als auch das linke Bein beim kleinen Schritt nach vorn. Setze die Ferse vor die Zehen des rechten Fußes. Verlagere das Gewicht auf das linke Bein und hebe das rechte Bein an. Die Sohle zeigt nach hinten, die Fußspitze (in etwa einer Faust Abstand zur Ferse) nach unten. Die Finger nehmen die »Schwert-Position« ein. Arme und Schultern bilden eine Linie. Die Energie wandert zwischen den Schwertfingern über *Dazhui*. Beginne, erst die linke Hand und dann die rechte Hand an die Schulter heranzuziehen und wieder zu strecken. Die Arme werden in dem Moment gestreckt, wenn sich die Oberarme im Winkel von 45° zum Oberkörper befinden. Mache diese Bewegung dreimal. Beim Strecken des jeweiligen Armes liegt die Achtsamkeit in den »Schwertfingern«. Bilde danach den »Kranich-Kopf« mit beiden Händen, indem Du die Mittelfinger auf das Fingernagelbett der Zeigefinger legst.

Öffne die Hände, mit den Handflächen nach unten, und senke den ganzen Körper in dieser Position soweit, daß die rechte Fußspitze kurz den Boden berührt. Wiederhole diese Bewegung dreimal. Die Arme bewegen sich dabei wie Flügel zwischen Augenbrauen- und Bauchnabelhöhe hin und her. Die Kraft der Schultern hebt die Flügel, ihre Lösung läßt sie sinken. Richte Dein Bewußtsein hierbei auf *Mingmen*, *Laogong* und *Yungquan*.

Der Kranich streift das Wasser II *(Abb. 150–153)*

Senke die Arme zur Seite und hebe sie dann schulterbreit, mit den Handflächen nach unten, vor dem Körper bis in Schulterhöhe an. Das rechte Bein bewegt sich dabei nach vorne, bis sich der Oberschenkel in einem Winkel von 45° zum Boden befindet. Der Unterschenkel hängt locker. Senke das Standbein soweit, bis der rechte Fuß flüchtig den Boden streifen kann. Das rechte Bein wird dabei nicht bewegt. Die Arme heben und senken sich flügelähnlich. Dies wird dreimal wiederholt. Denke dabei *Laogong*, *Yungquan* und *Mingmen*.

Der Kranich streift das Wasser im Flug II *(Abb. 154–158)*

Öffne beide Arme und führe sie im Halbkreis seitlich des Körpers. Die Hände werden dabei im Winkel von 45°, mit dem Daumen nach unten, gehalten. Strecke das Standbein und das rechte Bein beim kleinen Schritt nach vorne. Setze die rechte Ferse vor die Zehen des linken Fußes. Verlagere das Gewicht auf das rechte Bein und hebe das linke Bein. Der linke Fuß befindet sich im Abstand etwa einer Faust hinter dem rechten Bein, die Zehenspitze zeigt nach unten, die Sohle nach hinten. Die Finger nehmen die »Schwert-Position« ein. Arme und Schultern bilden eine Linie. Energie wandert zwischen den Schwertfingern über *Dazhui*. Beginne, erst die linke und dann die rechte Hand an die Schulter heranzuziehen und zu strecken. Wiederhole diese Bewegung dreimal. Konzentriere Dich beim Strecken des jeweiligen Armes in den »Schwertfingern«. Danach bilde den »Kranich-Kopf« und verharre eine kurze Weile. Die Hände werden geöffnet, und der gesamte Rumpf wird dreimal auf- und niederbewegt. Denke dabei *Yungquan*, *Mingmen* und *Laogong*. Senke dabei den ganzen Körper soweit, daß die linke Fußspitze flüchtig das »Wasser« streift. Die Arme bewegen sich dabei wie Flügel zwischen Augenbrauen- und Bauchnabelhöhe auf und ab. Die Kraft der Schultern hebt die Flügel und die Lösung läßt sie sinken. Der Rumpf wird nur durch das Heben und Senken des Standbeins bewegt.

Das beidseitige Einsammeln und Zurückführen des Qi *(Abb. 159–166)*

Das Gewicht ist immer noch auf dem rechten Bein. Setze jetzt den linken Fuß schulterbreit auf den Boden und verteile das Gewicht auf beide Beine. Bewege die Arme langsam nach unten, bis sie einen Winkel von 20° zum Körper bilden. Beuge die Knie, als ob Du Dich setzt. Löse Deine Hände, denke *Laogong* und führe beide geraden Arme langsam nach oben. Deine Hände sind wie Schöpfkellen, die das frische Qi sammeln und schützen. Lasse das *Qi* von *Laogong* in *Tianmu* strömen und führe es zum *Dantian* hinunter. Sammel das *Qi* und konzentriere es im *Dantian*. Verharre kurz, um den *Fliegenden Kranich* in Dir nachwirken zu lassen.

Hinweis zur Übung: Die 4. Form ist der Kern dieser *Qi Gong*-Art, die den *Fliegenden Kranich* in schöner Weise darstellt. Der Kranich wird in den Bewegungen des Fliegens und Wasserstreifens nachempfunden. Die Arme dienen als Flügel, die Beine wirken wie Kranichbeine, zum Teil ein wenig lang und staksig. Beim Fliegen und Antippen der Wasseroberfläche gib einem Gefühl von Leichtigkeit und Schwerelosigkeit Raum. Die Arme bewegen sich lautlos wie die Flügel des Kranichs. Das kurze Streifen des Wassers soll alle Meridiane im Körper öffnen. Beim Senken der Hände wird schlechte Energie durch *Laogong* ausgeatmet, beim Anheben durch *Laogong* frische Energie eingeatmet (*Laogong*-Atmung). Durch die beiden *Yungquans* wird beim Streifen des Wassers ebenfalls schlechte durch gute Energie ausgetauscht. Wenn der Körper sich beim kurzen Streifen des Wassers auf- und abbewegt, wird Mingmen geöffnet. Mingmen ist unter anderem Kontrollpunkt für die Niere und Sammelbecken ihrer Energie. Er harmonisiert das Yang der linken Niere mit dem Yin der rechten Niere.

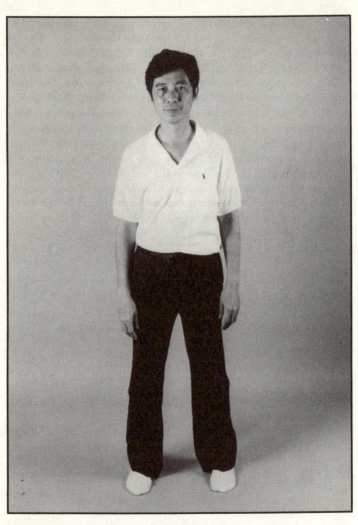

Abb. 138

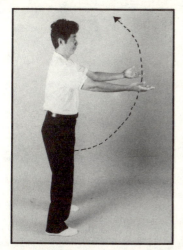

Abb. 139

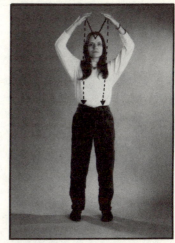

Abb. 140

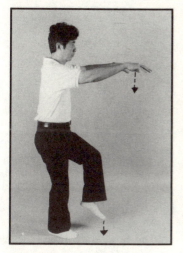

Abb. 141

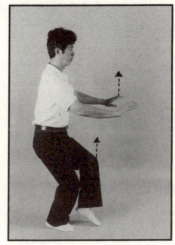

Abb. 142

147

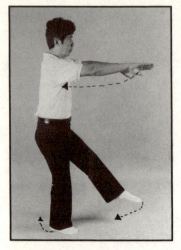

Abb. 143

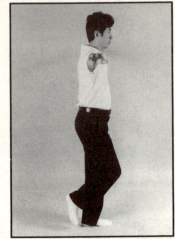

Abb. 144

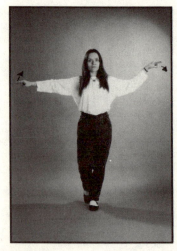

Abb. 145

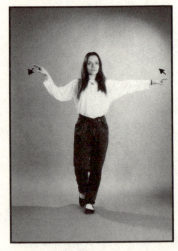

Abb. 146

148

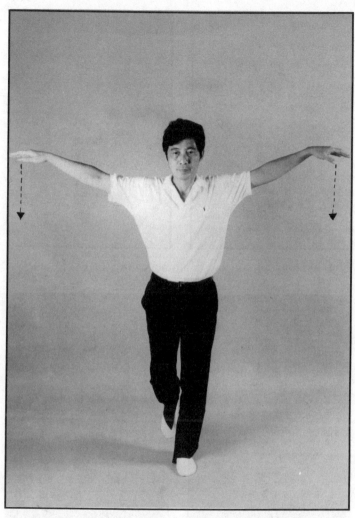

Abb. 147

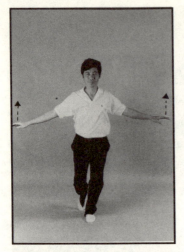

Abb. 148

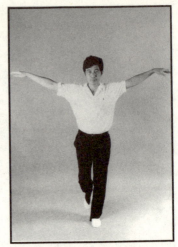

Abb. 149

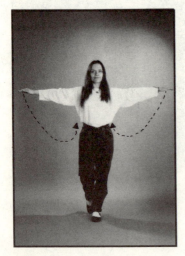

Abb. 150

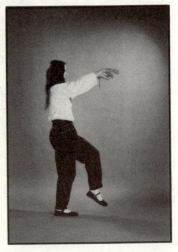

Abb. 151

150

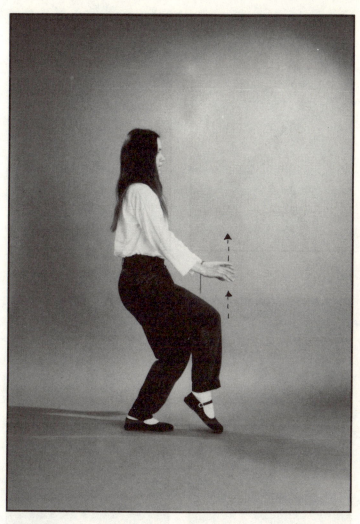

Abb. 152

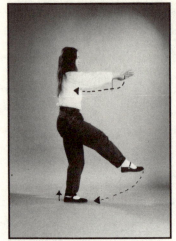

Abb. 153

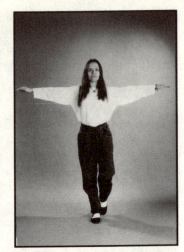

Abb. 154

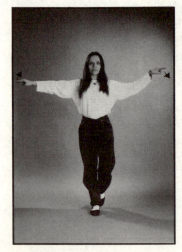

Abb. 155

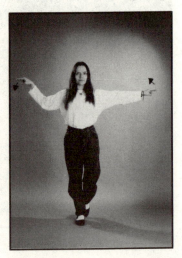

Abb. 156

152

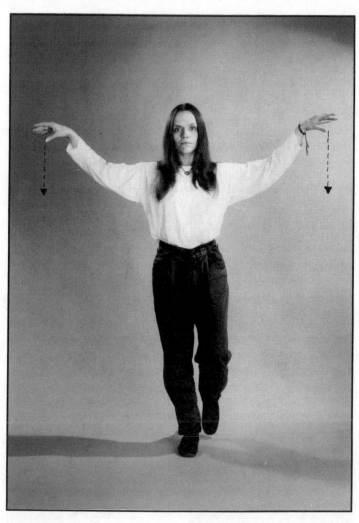

Abb. 157

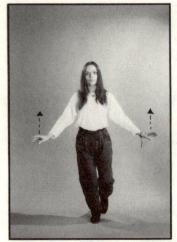

Abb. 158

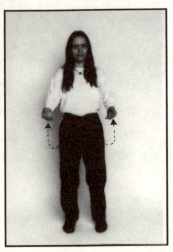

Abb. 159

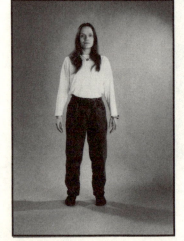

Abb. 160

Abb. 161

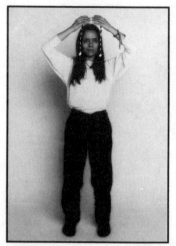

Abb. 162

Abb. 163

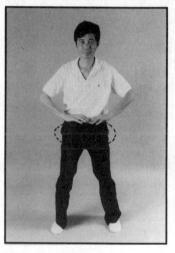

Abb. 164

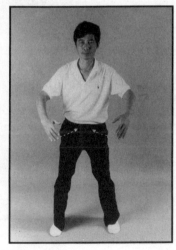

Abb. 165

155

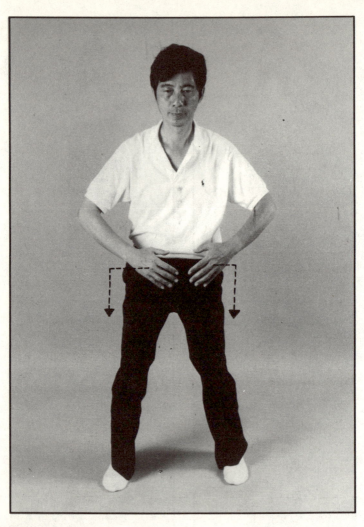

Abb. 166

5. Form
Zur kosmischen Einheit zurückkehren

Vorbereitung

Füße stehen parallel und schulterbreit. Gehe durch das Vorbereitungsritual wie in den vier ersten Formen und lasse Deinem Atem Raum und Zeit.

Das Qi wird zweifach zurückgeführt (Abb. 167–170)

Nimm frisches *Qi* durch *Baihui* auf und lasse es durch *Dantian*, *Huiyin*, *Mingmen*, *Dazhui* und, die Arminnenseiten hinunter, zum *Laogong* fließen. Richte Dein Bewußtsein auf *Laogong*. Knie sind gebeugt, so als ob Du Dich setzen möchtest. Hebe die geraden Arme langsam an. Die Hände bringen frisches *Qi* aufwärts und gießen es aus *Laogong* in *Tianmu*. Von dort wird es zum *Dantian* hinuntergeleitet. Die Hände bewegen sich langsam vor dem Körper bis zum Bauchnabel hinunter.

Das Schauen nach links und rechts (Abb. 171 + 172)

Drehe Deinen Oberkörper (90°), Kopf (180°) und Arme nach links. Schlage den linken Handrücken leicht auf *Mingmen* und schaue soweit wie möglich über Deine linke Schulter nach hinten. Deine rechte Hand beschreibt einen Bogen vor der Brust zur Schulter hoch, wo sie mit einem Ruck abgeknickt wird. Die Handinnenfläche und der Daumen sind nach oben gerichtet, der Ellenbogen nach unten. Dieselbe Drehung wird nach rechts gemacht. Schlage Deinen rechten Handrücken leicht auf *Mingmen*, führe Deine linke Hand hoch und knicke sie über der Schulter leicht ab. Handinnenfläche und der Daumen zeigen nach oben, der Ellenbogen nach unten. Schaue über Deine rechte Schulter nach hinten. Die Links- und Rechtsdrehung erfolgt jeweils dreimal. Denke bei der Linksdrehung an *Mingmen* und den rechten *Laogong* und bei der Rechtsdrehung an *Mingmen* und den linken *Laogong*.

Hinweis zur Übung: Die Drehungen dienen dazu, *Dazhui*, *Mingmen*, die drei *Yang*- und drei *Yin*-Hand-Meridiane für Lunge, Dickdarm,

Herzbeutel, Dreifacher Erwärmer, Herz und Dünndarm zu öffnen. Der Energie-Fluß absorbiert frisches *Qi*, während die andere Hand durch das leichte Schlagen *Mingmen* öffnet. Der nach oben zeigende Daumen soll das Ohr vor zu starken *Qi*-Wellen schützen.

Das Aktivieren der drei Yang- und drei Yin-Fuß-Meridiane
(Abb. 173–182)

Knie sind gebeugt, so als ob Du Dich setzen möchtest. Stehe einen Augenblick gelöst. Lege dann beide Hände locker auf die Hüfte, mit dem Daumen nach hinten, und richte Dein Bewußtsein auf *Yungquan*. Hebe Dein linkes Bein, achte dabei weiter auf *Yungquan*, und strecke es nach vorne, bis sich der Oberschenkel im Winkel von 45 ° zum Boden befindet. Du streckst die Zehen und legst Dein Denken dabei in den Fußrücken. Ziehe die Fußspitze an, so daß sie nach oben zeigt. Das Bein bleibt gestreckt. Konzentriere Dich dabei in der Ferse. Winkel Dein linkes Bein an, bis sich der Unterschenkel senkrecht zum Boden befindet. Mit einem leichten Kick streckst Du es mit angezogener Fußspitze wieder nach vorne, als wolltest Du durchtreten. Jetzt drehe den linken Fuß im Fußgelenk dreimal von innen nach außen und dreimal von außen nach innen. Richte Dein Bewußtsein dabei auf die Knöchel. Setze den linken Fuß nach der sechsten Drehung locker zurück in die Ausgangsposition und denke *Yungquan* dabei. Verharre einen Moment. Hebe jetzt das rechte Bein erst mit dem Oberschenkel an, so daß der Unterschenkel senkrecht zum Boden hängt, und strecke es dann im Winkel von 45 ° zum Boden nach vorne. Wiederhole alle Bewegungen, die Du gerade mit dem linken Bein gemacht hast. Nach der letzten Fußdrehung setze den rechten Fuß auf den Boden und bleibe einen Moment entspannt mit gebeugten Knien stehen. Richte Dein Denken beim Stehen ganz auf *Yungquan*.

Hinweis zur Übung: Beim Strecken der Zehen werden die drei Fuß-*Yang*-Meridiane des Magens, der Blasen- und Gallenblase aktiviert, beim Anziehen der Zehenspitze und gleichzeitiger Streckung der Ferse die drei *Yin*-Fuß-Meridiane der Leber, Milz und Nieren. Beim Drehen der Füße und Konzentration auf die Knöchel werden die zwei Extra-Bahnen *Yinquiao* und *Yangquiao* angesprochen.

Die Rückkehr zur kosmischen Einheit (Abb. 183–187)

Stehe gelöst, mit geraden Knien, und lasse die Energie ins *Laogong* fließen. Öffne Deine Füße zur Erde und denke *Yungquan*. Hebe beide Arme langsam bis zur Horizontale zur linken Seite an und strecke sie, wobei der linke Arm gerade ist und der rechte angewinkelt (Gelenke sind nicht durchgedrückt). Halte beide Handflächen im Winkel von 45° zum Boden und lege Dein Bewußtsein in alle zehn geraden Finger. Beschreibe jetzt langsam einen großen, alle vier Richtungen umspannenden Kreis rechts herum. Kreise die Arme dreimal. Halte an jeder der vier Haupt-Richtungspunkte kurz an, um Verbindung herzustellen. Wenn Deine Arme nach dem dritten Kreisen wieder links angekommen sind, kehre die Bewegung um und mache drei große Kreise links herum, das heißt von links nach unten über rechts nach oben und wieder links. Bei der Abwärtsbewegung aller sechs Kreise drehe die Handflächen um 90° nach hinten, so daß sie im Winkel von 45° zum Boden und nach vorne gerichtet sind. Nach Beendigung des Kreisens löst Du Finger, Hände, Arme und den ganzen Körper. Lasse den Körper und die Arme langsam sinken, bis sie sich im 20°-Winkel zum Körper befinden.

Hinweis zur Übung: Die fünfte Übung ist sehr wichtig, weil sie nochmal den ganzen Körper mit einbezieht und alle Gelenke lockert. Während des Kreisens schickst Du die Energie durch die gestreckten Finger aus Deinem Körper heraus. Dort vermischt sie sich mit dem kosmischen *Qi*. Durch das Entspannen des ganzen Körpers nach dem Kreisen nimmst Du durch die Fingerspitzen und *Laogongs* die durch das kosmische *Qi* angereicherte Energie in Deinen Körper zurück. Lächel Dir zu in dem Gefühl, daß Du nicht nur eine Verbindung zum äußeren Kosmischen aufgenommen hast, sondern auf einer Reise zu Dir selbst bist. Die Übungen werden nicht nur den Körper gesunden lassen oder Krankheiten vorbeugen, sondern sich positiv auf Dein Bewußtsein auswirken. Vielleicht fühlst Du Dich jetzt leicht und froh. Es ist sehr wichtig, daß Du Dich nach Anspannung der Finger, Hände, Arme und des Körpers wieder löst.

Das beidseitige Einsammeln und Zurückführen des Qi
(Abb. 188–194)

Der ganze Körper ist gelöst. Die Knie sind gebeugt. Handflächen drehen sich nach vorne und die geraden Arme bewegen sich langsam in einem Halbkreis vor dem Körper aufwärts. In den Händen wird frisches *Qi* wie kleine Energie-Bälle nach oben geführt. Lasse das *Qi* aus Laogong in *Tianmu* strömen und führe es bei gleichzeitiger Abwärtsbewegung der Hände vor dem Körper bis zum *Dantian* hinunter. Beschreibe einen Halbkreis mit den Händen und sammel das *Qi* wieder ein. Drücke den imaginären Energie-Ball zu einem Drittel ins Dantian und halte die Hände parallel im Abstand von circa 20 cm vor Dantian. Sammel das *Qi* im *Dantian* ganz bewußt von allen Seiten ein, das heißt von unten durch kurzes Anspannen der Damm-Schließmuskeln, von oben durch Fallenlassen der Schultern, von vorne durch Heranführen des Energie-Balles und leichtem Zurückkippen des Beckens. Bleibe einen Moment in dieser Haltung stehen, bevor Du die Hände zur Seite und dann nach unten sinken läßt. Lasse die fünf Übungs-Formen in Dir nachwirken. Spüre die Energie in Dir, wie sie Dich wohlig warm durchströmt und Dir guttut. Genieße dieses Wohlbefinden und spüre Dein inneres Lächeln.

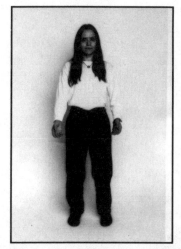

Abb. 167

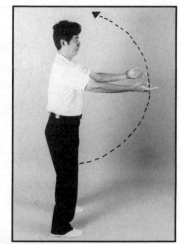

Abb. 168

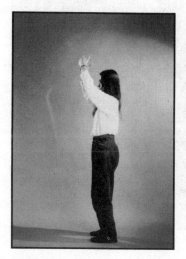

Abb. 169

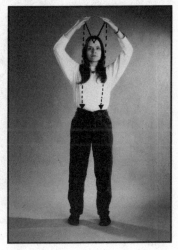

Abb. 170

161

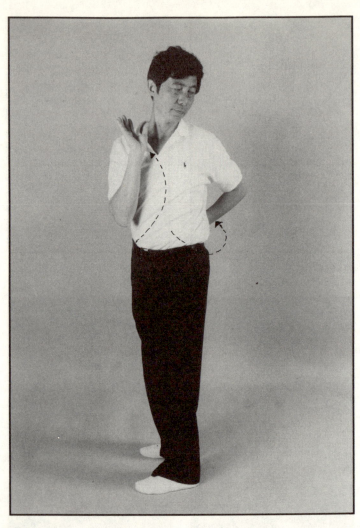

Abb. 171

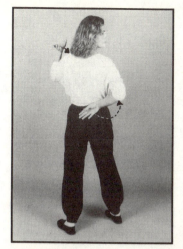

Abb. 172

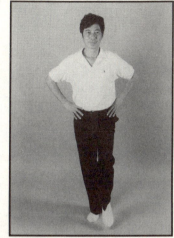

Abb. 173

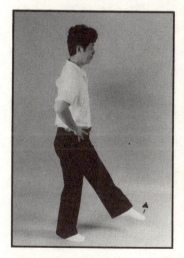

Abb. 174

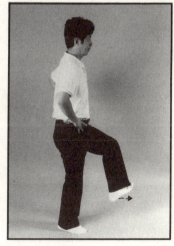

Abb. 175

163

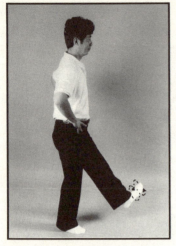

Abb. 176

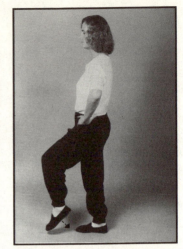

Abb. 177

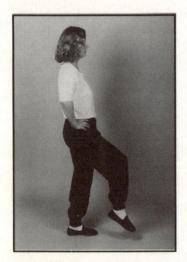

Abb. 178

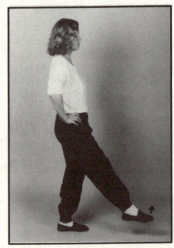

Abb. 179

164

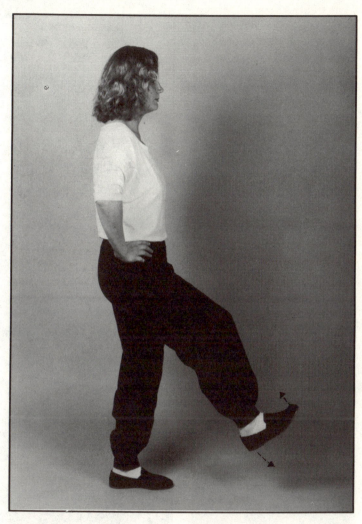

Abb. 180

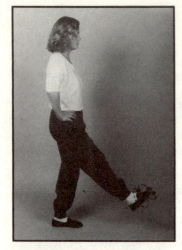

Abb. 181

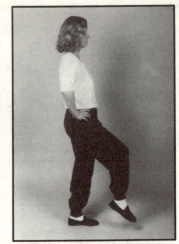

Abb. 182

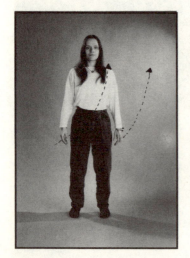

Abb. 183

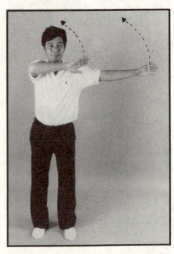

Abb. 184

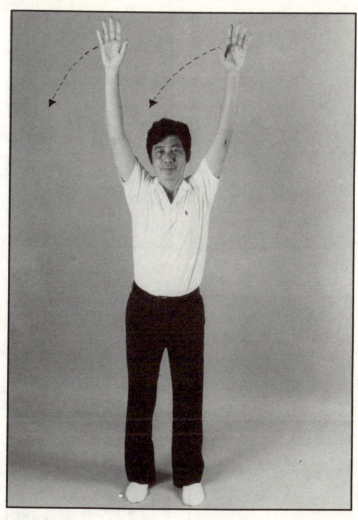

Abb. 185

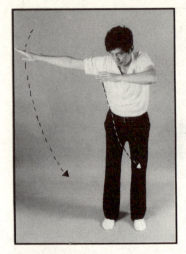

Abb. 186

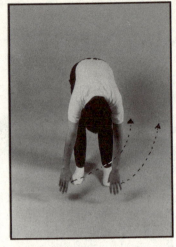

Abb. 187

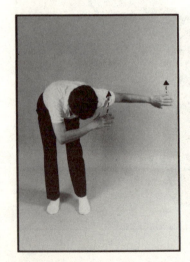

Abb. 188

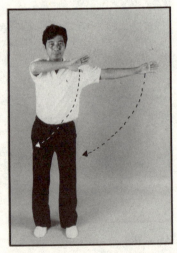

Abb. 189

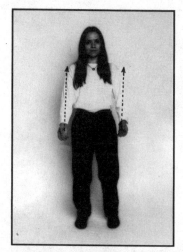

Abb. 190

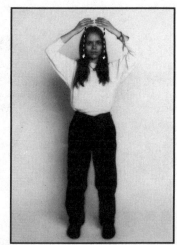

Abb. 191

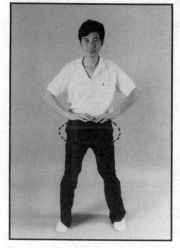

Abb. 192

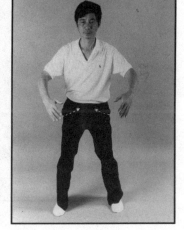

Abb. 193

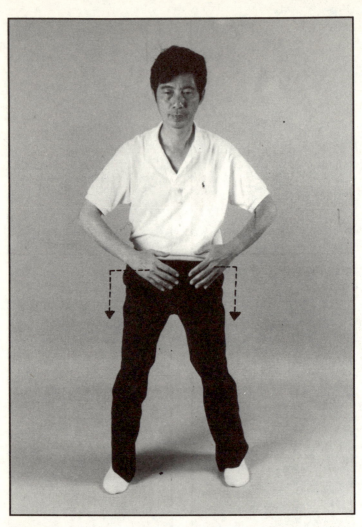

Abb. 194

10. Kapitel

Die 6. Übungsform: Das Qi-geführte Üben aus der Stille (Zifa-Gong)

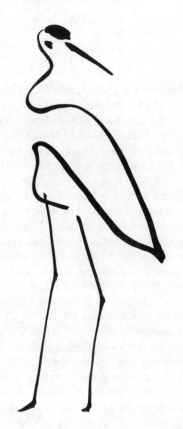

Wer kennt die Quelle des wahren Qi?

Astrid Schillings

In dieser Form wirst Du eine der zahlreichen Formen des stillen *Qi Gong* kennenlernen. Die hier beschriebene ist von *Zhao Jin Xiang* entwickelt worden und baut auf den 5 aktiven Übungs-Formen des *Fliegenden Kranich-Qi Gongs* auf. Sie sind die Voraussetzung für die unmittelbar durch das *Qi*-geführte Bewegung. In diesem Sinne ist die 6. Übung eine Form ohne Form, weil das *Qi* die Bewegung direkt leitet – ohne Anleitung.

Die 5 aktiven Übungs-Formen sind darauf angelegt, alle Energie-Bahnen und -Punkte zu öffnen. Das Bemerkenswerte an diesem *Qi Gong* ist, daß es nicht nur schon geschädigte Lebensfunktionen und Organe anspricht, sondern auch den gesunden Gesamtorganismus. Bei manchen Menschen mag das 40–50 Übungsstunden erfordern, bei anderen vielleicht nur 10, bis das *Qi* anfängt, sich in den Meridianen zu bewegen. Ein Zeichen dafür sind Gefühle von Taubheit, Hitze, Kälte, Ausdehnung, Prickeln, Leichtigkeit oder Schwere. Einigen wenigen ist es möglich, gleich nach dem Erlernen der aktiven Übungen die 6. Form zu praktizieren, weil ihre Meridiane schon durchlässiger sind. Ein Minimum an Durchlässigkeit, auch die Fähigkeit zur Sammlung und zum Loslassen sind Voraussetzung zum Erlernen der 6. Form. *Zhao Jin Xiang* nennt das »den Geist regulieren und das Herz zur Ruhe bringen«. Er vertritt nach Jahren der Beobachtung die Ansicht, daß sich die Weisheit des Kosmos unmittelbar im Leib widerspiegelt. Er versteht darunter die Wirkung des wahren *Qi*, denn dieses *Qi* führt die innere und äußere Bewegung genau so, wie es für eine Heilung notwendig ist. Das wahre

Qi spürt Blockaden, Verstopfungen und Erstarrungen auf, behandelt und löst sie. Dies geschieht durch die vom wahren *Qi* geführte innere und äußere Bewegung. Die Diagnose ist also zugleich die Behandlung. Jede Bewegung steht in direktem Zusammenhang mit einer Störung im Organismus. In diesem Prozeß der Selbstheilung beginnen einige Menschen – ihrer jeweiligen Störung entsprechend – sich zu schütteln und zu drehen, zu tanzen, springen, zittern, weinen oder lachen. Kreisende und rhythmische Bewegungen der Körpers (besonders der Wirbelsäule), Singen, das Summen von Tönen und Ausstoßen von Geräuschen können auch vorkommen. Einige klopfen sich mit den Händen auf ein krankes Organ, einen geschlossenen Energiepunkt oder massieren sich selbst. Andere wiederum ›wischen‹ sich die Krankheit vom Körper. Manchmal drehen und bewegen sich auch nur einzelne Gliedmaßen. Auch ein stilles Stehen oder Sitzen kann genau das sein, was der Organismus braucht. Bei kleineren Störungen wird schon das einfache Fließen des *Qi* ausreichen, ohne daß sich eine äußere Bewegung zeigen muß.

Nun zur Bedeutung von innerer und äußerer Bewegung. Wenn Dein Bewußtsein, Atem und Körper sich entkrampfen und Du Dein Bewußtsein im Unteren *Dantian* ruhen läßt, beginnt das *Qi* durch den Körper zu fließen. Das ist die innere Bewegung. Findet dieses *Qi* Widerstand – Krankheit, Blockaden, Verstopfungen – wird es sich in den beeinträchtigten Bereichen konzentrieren, um die Kanäle, aber auch die noch feinen Zwischenverbindungen, wieder zu öffnen. Dadurch entsteht die äußere Bewegung, auch *Zifa-Gong*, das spontane *Gong* genannt.

Oft regen sich bei Anfängern die äußeren Bewegungen erst langsam. Das mag daran liegen, daß der beurteilende und einflußnehmende ›Ich-Zensor‹ sich in die Bewegung einmischen möchte. Mit der Zeit werden sich die äußeren Bewegungen bei den Anfängern verstärken. Das hängt vom Krankheitsgrad und der seelischen Verfassung der übenden Person ab und ihrer Fähigkeit zum Loslassen. Jede Bewegung hat ihre Bedeutung und eine Verbindung zu einer körperlichen oder seelischen Verspannung.

Bei den meisten Menschen tritt im stillen *Qi Gong* die unwillkürliche Bewegung auf. Nur wenige sind so gesund – sowohl körperlich als auch seelisch – daß keine Bewegung dieser Art erscheint. Diese wenigen können gleich in die zweite Phase der Übung – der Stille oder Meditation – übergehen. Das Ausbleiben der unwillkürlichen Bewegung kann auch bedeuten, daß das *Qi* noch nicht unbehindert fließen kann. Bei sehr gehemmten Menschen, aber auch durch Zerstreuung in Gedanken ist das möglicherweise der Fall. Ein anderer Grund kann in einem Mangel an Übung der 5 aktiven Formen liegen. Auf jeden Fall ist die ›verlockende oder verführende‹ Bewegung zu meiden. Dazu kommt es, wenn eine übende Person unzufrieden ist mit dem, was sich spontan zeigt, und mit ihrem Willen vielleicht versucht, schönere und, wie sie meint, effektivere Bewegungen zu machen oder in diese Richtung zu beeinflussen. Diese Art des Bewegens macht jedoch krank und nicht gesund, weil der unwillkürliche Ablauf, die Weisheit des *Qi* gestört ist. Um einerseits unbegründete Vorbehalte auszuräumen und andererseits unnötige Risiken auszuschließen, lies bitte das Kapitel 11: »Wer das *Fliegende Kranich-Qi Gong* nicht praktizieren sollte« sorgfältig durch.

Bei der allmählichen Heilung nimmt die äußere Bewegung ab. Sie wird stiller und langsamer, die innere Bewegung dominiert. Nach *Zhao Jin Xiang* können die äußeren Bewegungen jedoch wieder auftauchen, wenn emotionale oder körperliche Störungen neu entstehen. Durch ausdauerndes Üben werden sie dann wieder vergehen, und eine Phase der Kräftesammlung und -pflege der inneren Organe und Funktionen setzt ein. Auch ein Übergang in Meditation ist möglich.

Wenn Du regelmäßig übst, ist es sehr wahrscheinlich, daß Dir während des Übens Visionen kommen. Auch Gefühle der Ausdehnung, Lichterscheinungen, angenehme Gerüche kommen vor. In der chinesischen Tradition wird dann vom aufsteigenden Licht gesprochen, das für ›Begeisterung‹ sorgt. Es ist nicht gut, sich an diesen Erfahrungen festzuhalten. Sie kommen und gehen. Das Festhalten hindert nur. Dasselbe gilt auch für dunkle Visionen, die Du als unangenehm erlebst. Wenn du vertrauenswürdige Begleitung in Meditation oder auch Therapie gefunden hast, kann es für Dich sehr fruchtbar sein, auch mit den negativen Manifestationen zu arbeiten. Entscheidest Du Dich jedoch dagegen oder bist allein, brauchst Du Dich nicht zu ängstigen. Du kannst den Kopf schütteln und laut sprechen: »Nein, das will ich jetzt nicht.« Du kannst die negative Energie auch ausatmen. Der Zischlaut Sch... kann diese Erscheinung ebenfalls auflösen – die positiven übrigens aus, denn zuviel ›Begeisterung‹ kann vom Boden heben.

Wenn das Qi die Bewegung führt: Methodische Beschreibung

Zu Beginn ist es wichtig, Erwartungen, Vorstellungen darüber, wie das *Qi* sich in Dir bewegen und auswirken wird, fallen zu lassen. Es kann sein, daß ›nur‹ stilles Stehen gerade das ist, was Du jetzt brauchst. Es ist notwendig, dieses Kapitel zur 6. Form erst *ganz* zu lesen, bevor Du mit ihr beginnst. Entscheidend aber ist, im Moment des Übens aus diesen Informationen keine Erwartungen abzuleiten.

Die sechste Form ist der Vorbereitung, wie Du sie aus den aktiven Übungsformen kennst, ähnlich.

1. Kurze Vorbereitung: Du stehst so, daß Deine Füße der Weite Deiner Schultern entsprechen, Zehen leicht nach innen gedreht und Knie etwas gebeugt. Schultern und Arme fallen natürlich. Die Zungenspitze berührt den Gaumen hinter den Zähnen. Die Augen schauen geradeaus ohne zu fixieren.

Mit Deinem Bewußtsein löst Du Deinen Kopf, den Nacken, Schultern, Ellenbogen, Handgelenke, Finger, Brust und Bauch, Deinen Rücken, Hüfte, Knie und Zehen. Laß *Qi* in *Bahui* einströmen und geleite es ins untere *Dantian* – verharre dort einen Moment. Von dort wandert *Qi* weiter zu *Huiyin*, *Mingmen* und *Dazhui*, wo es sich teilt, um durch die Schultern zu *Laogong* zu fließen.

2. Rückführen des Qi: (Kapitel 9, 5. Übungsform) Drehe Deine Handinnenflächen nach vorn und hebe Deine Arme, die einen Ball von *Qi* halten. Deine Schultern gebrauchst Du als Achse. Gieße *Qi* in *Tianmu* ein. Deine Ellenbogen öffnen sich und damit Dein Brustraum. Die Hände bewegen sich vor dem Leib nach unten: Handinnenflächen zeigen zum Boden, die Fingerspitzen zueinander. *Qi* gleitet ins untere *Dantian*.

3. Den Qi-Ball halten: Wenn Deine Hände die Höhe des Nabels erreicht haben, löse Deine Finger und bewege Deine Hände vom Körper weg, der Handrücken schaut dabei nach hinten und *Laogong* ist nach vorn geöffnet. Die leicht rundliche Bewegung geht nicht über die Schultern hinaus. Die Handflächen drehen dann in Richtung des unteren *Dantian* und halten einen großen Ball von *Qi* vor dem Körper.

4. Den Kopf gerade ausrichten: Stell Dir vor, daß *Bahui* durch einen Faden

175

mit dem Himmel verbunden ist und ein leichter Gegenstand auf Deinem Kopf liegt. So bleibt Dein Oberkörper leichter stabil während unwillkürlicher Bewegungen.

5. *Lösen der Wirbelsäule:* Hebe Deine Schultern ein wenig während Du durch die Nase einatmest und durch den Mund ausatmest. Zugleich löst Du jeden Wirbel des Rückgrats.

6. *Entlastung der inneren Organe:* Zieh die Schultern ein wenig nach vorne, damit die Lungen ungehindert mit *Qi* durchflutet werden und die Herzgegend entlastet ist. Auf keinen Fall soll ein Gefühl des Pressens entstehen.

7. *Schultern lösen:* Hebe Deine Ellenbogen etwas nach außen hin an, als hieltest Du ein Ei unter den Achseln und lockere die Schultern.

8. *Unterarme hängen lassen:* Löse die Ellenbogengelenke und laß die Unterarme leicht hängen. So fließt *Qi* sofort von den Armen in die Unterarme.

9. *Lösen der Handgelenke:* Dein Bewußtsein liegt in *Shenmen* und Du löst die Handgelenke. *Qi* fließt gleich in die zehn Finger.

10. *Energiekugeln verschmelzen:* Auch die Finger sind gelöst und leicht gekrümmt, als hielten sie je eine Kugel Energie. Dann visualisiere, wie sich die *Qi*-Kugeln mit dem *Qi* des unteren *Dantian* verschmelzen und einen großen Ball formen, der zu einem Drittel im und zu zwei Dritteln vor dem *Dantian* seinen Platz findet.

11. *Lösen der Taille:* Gib der unteren Wirbelsäule und dem Kreuzbein Raum und bewege Dein Steißbein ein wenig nach hinten. Die Knie ragen nicht über Deine Zehen hinaus. Der ganze Körper sollte völlig unverkrampft sein und alle Wirbel gelöst. So ist die Taille frei.

12. *Lösen der Hüfte:* Drehe Deine Hüfte einige Male.

13. *Das Pendel:* Jetzt stellst Du Dir vor, daß ein Pendel vom Endpunkt des Steißbeins bis einige Zentimeter über dem Boden hängt. Dieses Pendel beginnt langsam zu schwingen – nach vorne, nach hinten, vorne, hinten… Wenn Du es zuläßt, fließt das *Qi* jetzt. Es kann sein, daß für Dich der Impuls des schwingenden Pendels zu stark oder unnötig ist. In diesem Fall stell Dir ein gerade hängendes Pendel vor, das mit Deinen Füßen ein Dreieck bildet.

14. Die Füße als fester Stand: Laß Deine Füße flach auf dem Boden stehen, die Zehen gelöst. Mit Deinem Bewußtsein läßt Du *Qi* von den Schultern, Hüften und Fußgelenken in *Yungquan* sinken. Wenn Du es dort fühlst, laß es weiter in die Erde sinken und sich mit dem *Qi* der Erde verbinden. Auch das fördert Deine Stabilität für die unwillkürlichen Bewegungen des *Qi*.

15. Qi verschmelzen: Dein Körper ist jetzt wohlig gelöst. Das *Qi* in Deinen Händen, im unteren *Dantian* – auch das des oberen und unteren Körpers mischen sich in diesem gelösten Zustand. Das *Qi*, in das Dein Körper gehüllt ist, und das innere *Qi* verschmelzen ebenfalls in Deiner Vorstellung.

16. Die Augenlider senken: Ziehe Deinen Geist nach innen zurück, indem Du den Blick langsam aus der Ferne bis auf Deine Nasenspitze senkst. Du kannst die Augen völlig schließen oder ein wenig Licht einlassen. Auf keinen Fall sollen die Augenlider fest angedrückt werden. Dein inneres Auge wandert durch den Herzraum hinunter zum *Dantian*. Wenn Du Dich dafür entscheidest, wandert es weiter hinunter über *Huiyin* zum schwingenden Pendel.

17. Das Qi bewegt: Du erwartest nichts. Was immer geschehen will, ist Dir willkommen. Du tust nichts. Es kann sein, daß Du einige Zeit so stehst. Versuche, nichts einzuleiten. Wenn ein Impuls für eine Bewegung sich regt, gib ihm nach. Denke nicht, bewerte nicht. Sobald das *Qi* eine erste äußere Bewegung weckt, laß Dein Bewußtsein in *Dantian* ruhen. Dein Bewußtsein schaut dem Geschehen zu, als schaute es nicht. Du bist also nicht in Trance und könntest die Bewegung jederzeit anhalten, falls Du Dich dazu entscheidest.

18. Abschluß-Übung – Shou Gong
Die Selbstbewegungs-Form kann bis zu einer halben Stunde dauern. Entweder werden die Bewegungen von alleine langsamer und ruhiger, so daß Du ohne Mühe aufhören kannst, oder Du wirst müde und solltest beschließen aufzuhören. Schicke das *Qi* bewußt zu *Dantian*, indem Du Dir innerlich sagst:»Alles *Qi* kehrt zurück zu *Dantian*. Ich möchte jetzt aufhören.« Wenn die Bewegungen still geworden sind, bleib eine Weile ruhig stehen. Führe das *Qi* beidseitig zurück (wie am Anfang). Du wiederholst dieses Armkreisen einmal, dreimal oder neunmal. Sammel die Energie vor *Dantian* ein und bringe den Energieball zu einem Drittel

ins *Dantian* und zu zwei Drittel vor *Dantian*. Führe die Hände zur Seite und laß sie langsam sinken.

Reibe Deine Handflächen aneinander, bis sie sich wohlig warm anfühlen, denke *Laogong*. Die Fingerspitzen zeigen nach oben. Lege Deine Hände auf Dein Gesicht und kreise dreimal von der Stirn hinunter und am Ohr hinauf, als würdest Du Dich behutsam ›waschen‹. Dann kehre die Bewegung um. Jetzt kämmst Du mit allen Fingerkuppen dreimal von der Stirn über den Schädel bis zum Hinterkopf und reibst mit beiden Händen die Schädelbasis und den Hals.

Abschließend lege Deine Hände wie zum buddhistischen Gruß vor dem Herzen zusammen. Die Fingerspitzen liegen aufeinander. Verharre eine Weile, so lange es Dir gefällt, in Stille. Laß die Hände danach ruhig sinken und öffne langsam die Augen.

Wenn du die 6. Form beendet hast, ist es gut, ungefähr 20 Minuten nichts zu essen oder zu trinken. Warte 5 Minuten, bevor Du Dich hinsetzt oder -legst. Die selbstheilende Bewegung des *Qi* wirkt jetzt in Dir nach. Vermeide sofortiges Reden.

Wir möchten daran erinnern, daß Dein Bewußtsein während der *Qi*-geführten Bewegung im *Dantian* ruht. Das bedeutet, Du kannst jederzeit die Entscheidung treffen, die spontane Bewegung zu beenden, wenn es nötig sein sollte. Bei extremen Bewegungen kann das der Fall sein. So kann es vorkommen, daß Du stark hin- und herschaukelst oder sogar hinfällst. Das ist ein Zeichen dafür, daß Deine *Yungquan*-Punkte nicht geöffnet sind. Beim Schaukeln lege Dein Bewußtsein in *Yungquan*. Wenn du hingefallen bist, konzentriere Dich in *Baihui*. Das erleichtert das Aufstehen. Falls Dich das *Qi* jedoch behutsam zum Liegen bewegt hat, ist es wichtig auf dem Boden nicht einzuschlafen. Hat das *Qi* in dieser Position lang genug gewirkt, wirst Du wieder ins Stehen kommen. In dem Moment, in dem das *Qi* versucht, Blockaden aufzulösen, können Schmerz oder Unwohlsein auftreten. Es ist wichtig, diese vorübergehenden Beschwerden anzunehmen und den Heilungsprozeß des Körpers gewähren zu lassen. Werden die Übungen an diesem Punkt jedoch abgebrochen, besssert sich das Leiden nicht, und das *Qi* bleibt stecken.

Sollte sich der Körper, trotz der bewußten Entscheidung aufzuhören, nicht beruhigen, empfehlen wir Dir folgendes:

Richte Dein Bewußtsein auf die 5 Energie-Punkte *Baihui*, beide *Laogongs* und beide *Yungquans* und bringe die Energie von dort ins

Dantian. Nimm frisches *Qi* durch *Bahui* auf und leite es über *Dantian*, *Huiyin, Mingmen, Dazhui* hinunter zu *Laogong*. Führe das *Qi* zweifach zurück, wie eben gerade beschrieben, und bring die Energie hinunter zum *Dantian*. Denke *Laogong* und *Dantian*. Die Frau legt ihre rechte Hand auf *Dantian* und die linke Hand darauf, so daß das linke, innere *Laogong* auf dem rechten, äußeren *Laogong* liegt. Jetzt beschreibt sie im Uhrzeigersinn mindestens 9 (oder 18, 36) Kreise über *Dantian*, und zwar so, daß die Kreise immer gößer werden. Sie schließt mindestens 9 Kreise im Gegenuhrzeigersinn an und endet mit dem letzten im *Dantian*. Der Mann legt seine linke Hand auf *Dantian* und die rechte darauf. Er kreist mindestens neunmal zuerst im Gegenuhrzeigersinn und abschließend mindestens neunmal im Uhrzeigersinn.

Jetzt wiederholst Du die zweifache Rückführung des *Qi* dreimal. Hiernach sollte die Selbstbewegung aufgehört haben. Hat sie es dennoch nicht, muß der Lehrer oder Therapeut zu Hilfe kommen und durch Druck auf bestimmte Akupunktur-Punkte die *Qi*-geführte Bewegung endlich zum Stillstand bringen.

Laß Dir Zeit beim Üben der 6. Form. Wenn Du Dich durch Verpflichtungen und Termine gedrängt fühlst, ist es besser, auf die volle halbe Stunde der *Qi*-geführten Bewegung zu verzichten.

Sinn der Übung ist, *Yin* und *Yang* in Harmonie zu bringen, so daß der Kranich beginnen kann, seine ›leichten Kreise des langen Lebens‹ zu ziehen.

11. Kapitel

Wer das Fliegende Kranich-Qi Gong nicht praktizieren sollte

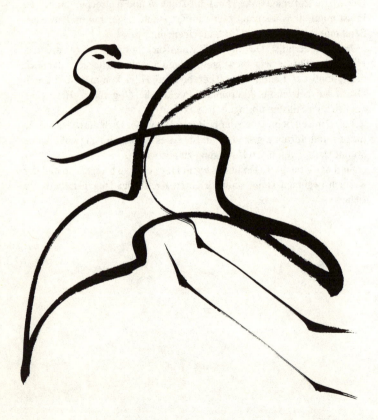

In dieser Art des *Qi Gong* wird von den Übungen, insbesondere der sechsten Form, unter bestimmten Umständen abgeraten. Weitergehende Erläuterungen spezifischer leibseelischer Wirkzusammenhänge sind in den Kapiteln 4, 5 und im III. Teil zu finden. Verzicht auf die Übung wird empfohlen:

1. Bei akuten Erkrankungen und Fieber oder unmittelbar nach Operationen und Geburten. Menschen mit offener Lungentuberkulose und anderen ansteckenden Krankheiten, die durch die Luft übertragen werden, üben nicht in Gruppen, sondern allein für sich.

2. Falls der Gleichgewichtssinn gestört ist.

3. Wenn eine psychotische Gefährdung vorliegt, ist von der letzten Form abzusehen. Meist auch von den anderen, wenn kein qualifizierter Einzelunterricht möglich ist. Dies gilt auch für Störungen neurologischer und neurotischer Art, die mit starken Behinderungen des Denkvermögens einhergehen. Auch bei Nebenwirkungen von Drogen (Alkohol zählt dazu) und Medikamenten, die die Körperwahrnehmung deutlich verändern, ist auf das Üben weitgehend zu verzichten.

4. Bei Übermüdung ist es besser zu schlafen als zu üben.

5. In extremen Gefühlszuständen wie z.B. bei tiefer Trauer, Wut, übermütiger Freude oder Euphorie wird zumindest von der sechsten Form abgeraten. Bei den anderen Übungen ist in solchen Zuständen besondere Achtsamkeit und Geduld notwendig.

6. Hochsensitiven, stark depressiven, auch sehr ängstlichen Menschen wird empfohlen, die sechste Form nicht zu üben. Dies muß im Einzelfall jedoch mit dem/der *Qi Gong*-Lehrenden abgeklärt werden.

7. In vielen Übungstraditionen wird Frauen geraten, während der Tage ihrer Blutung oder in der Schwangerschaft nicht zu praktizieren. Das ist auch so beim *Fliegenden Kranich*. Da die Lehrer meist Männer sind, bedeutet das, daß Frauen in vielerlei Hinsicht auf ihre eigenen Erfahrungen angewiesen sind. Die drei ersten der insgesamt sechs Übungen können mit Sicherheit immer geübt werden. Bei den drei übrigen Formen zeigen Frauen entweder keine besonderen Reaktionen oder eine verlängerte Periode. Auch erhöhter Blutfluß kann vorkommen. Frauen, die zu menstrualen Krampfschmerzen neigen, berichten von

Besserungen. Die Blutung bedeutet auch Reinigung des Organismus und Neubeginn, nicht einfach Energieverlust und Schwächung. Es liegt an jeder Frau, selbst herauszufinden, was gut für sie ist. Das gilt genauso für die Schwangerschaft. Manchen Frauen werden die Übungen ausgesprochen guttun, während anderen nach Ende des dritten Monats schwindelig werden kann. Falls eine Frühgeburt droht, kann das Energieholen im Sitzen geübt werden. Auf die Selbstbewegung und das Üben der anderen Formen im Stand ist dann auf jeden Fall zu verzichten.

8. Die therapeutische Wirkung des *Fliegenden Kranichs* ist stärker, wenn im Fall einer Erkrankung die Häufigkeit des Geschlechtsverkehrs eingeschränkt oder zeitweilig, bis zu einer Besserung des Zustandes, völlig darauf verzichtet wird. Eine Tiefenbegegnung und Zärtlichkeit ist zwischen liebenden Menschen auch ohne geschlechtliche Vereinigung möglich.

9. In der Regel wird es nicht möglich sein, die Übungen ausschließlich nach Vorlage eines Textes zu lernen. Auch dieses Buch ist nur ein Leitfaden und nicht die Lehre selbst. Ratsam ist es also, sich eine(n) Lehrer(in) zu suchen oder andere Übungen in Betracht zu ziehen.

10. Wenn der/dem Übenden das Vertrauen in diese Form des *Qi Gong* fehlt, Zweifel und Skepsis überwiegen, ist es besser aufzuhören, da unter solchen Umständen die Wirkung ausbleiben wird.

11. Wird zugleich eine andere, die energetischen Prozesse in vergleichbarer Weise ansprechende, Disziplin neu gelernt – Yoga, Tai Ji Quan, Reiki – so ist eine Entscheidung für die eine oder andere Übungsform angezeigt. Ein paralleles Üben ist nicht nur beim Ausführen der Übungen verwirrend, sondern auch für den Energiestrom. Schwimmen, Gymnastik und Laufen sind hingegen gut verträglich, besonders vor dem *Qi Gong*, da sie grobstofflicher Natur sind.

12. Kapitel

Das Atmen im Qi Gong

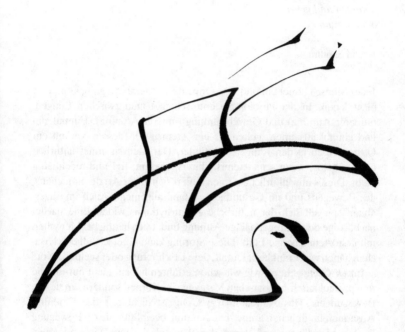

Gezeiten
kommen und gehen
ohne Grund

Astrid Schillings

Jeder Mensch atmet ein und aus. Ohne diese Atembewegung könnte er nicht leben. In der Physiologie unterscheidet man zwischen Lungen- (äußerer Atmung) und Gewebsatmung (innerer Atmung). Einmal ein- und einmal ausatmen, gelten als ein Atemzug, in dessen Verlauf ein Gasaustausch in den Lungen stattfindet. Der Mensch atmet natürlich und mühelos, wenn sein Atemrhythmus langsam, tief und regelmäßig fließt. Dieses unwillkürliche Atmen äußert sich in der Art des Sprechens, des Bewegens und im Gesundheitszustand allgemein. Auch im Tages- ablauf spiegelt sich der natürliche Atemrhythmus wider. Eine flache, nachlässige oder unregelmäßige Atmung findet sich häufig bei Menschen mit gestörtem Energie-Fluß. Diese Störung kann unterschiedliche Ursa- chen haben wie Krankheit, Unfall, tiefe Erschöpfung oder seelische Not.

Im *Qi Gong* geht es, wie wir schon erfahren haben, nicht nur um die rein physiologisch-biologischen Vorgänge im Körper, sondern um tiefere Bewegungen. Das Atmen im *Qi Gong* ist nicht nur das Ein- und Ausatmen im üblichen Sinne. Die Atmung beeinflußt die *Qi*-Bewegung in den Meridianen und damit das Wechselspiel von *Yin* und *Yang*. Diesem Wechselspiel entspringt das Zusammenwirken der 5 Elemente (Kapitel 5) und der Organe untereinander. Mit der Atmung nimmt alles seinen Lauf.

Im *Fliegenden Kranich-Qi Gong* wird die Atmung nicht durch Zählen, Anhalten oder andere Vorgaben künstlich kontrolliert und beeinflußt. Für westliche Menschen ist das sehr günstig, da Atemstörungen in dieser Kultur die Norm bilden und Menschen mit unwillkürlich-natürlicher Atmung die Ausnahme sind.

Schon bei Schulkindern ist zu sehen, wie eine innere Haltung von Angst, die sich in hochgezogenen Schultern zeigt, die Atmung verflachen oder stocken läßt. Durch vorgegebenes Atem-Anhalten oder verlängertes Ein- und Ausatmen, die in manchen Übungswegen üblich sind, wird die Störung des unwillkürlichen Atems noch verstärkt. Der Schlüssel zu einer Gesundung liegt also in einem Wiederfinden des ursprünglichen Atemrhythmus und nicht in der Kontrolle. Du läßt den Atem kommen und gehen wie er will. Er findet seinen Rhythmus von alleine.

Im *Qi Gong* werden allgemein drei Arten des Atmens unterschieden: Die natürliche Atmung, die umgekehrte Atmung und die embryonale Atmung. Jedem Anfänger des *Fliegenden Kranich-Qi Gong* wird die natürliche Atmung empfohlen. Bei der natürlichen Atmung wird durch die Nase ein- und ausgeatmet. Das Zwerchfell (eine querliegende Muskelplatte zwischen Brustkorb und Bauchhöhle) dehnt sich nach unten aus. Dadurch entsteht mehr Raum im Brustkorb, so daß sich die Lungen ausdehnen können. Damit der Bauchraum nicht durch das nach unten drückende Zwerchfell eingeengt wird, dehnt sich die Bauchdecke nach außen, so daß das Volumen der Bauchhöhle erhalten bleibt. Beim Ausatmen zieht sich das Zwerchfell wieder nach oben in die Ursprungslage zurück, wodurch die Lungen automatisch zusammengepreßt werden und die Luft entweichen kann. Die Bauchdecke zieht sich wieder zurück, und die Bauchorgane verlagern sich wieder ein wenig nach oben (Abb. 195).

Eine ausgleichende Wirkung auf den Organismus stellt sich bei der natürlichen Atmung nur langsam ein. Es ist daher sehr wichtig, geduldig zu üben und bei der natürlichen Atmung zu bleiben. Wenn sich der Allgmeinzustand normalisiert hat, stellt sich die Atmung von selbst auf die umgekehrte Atmung um.

Bei der umgekehrten Atmung wölbt sich beim Einatmen das Zwerchfell nach oben und der Brustkorb weitet sich dabei, um die Lungen nicht einzuengen. Durch die Wölbung des Zwerchfells nach oben wird die Bauchdecke angezogen, und die Bauchorgane wandern ein wenig nach oben. Beim Ausatmen entspannt sich das Zwerchfell, der Brustkorb geht in die Ursprungsstellung zurück. Die Bauchorgane verlagern sich wieder ein wenig nach unten, wobei sich die Bauchdecke nicht einfach in ihre Ursprungslage zurückbewegt, sondern sich im Unterbauch ein wenig vorwölbt. Die umgekehrte Atmung stellt sich beim Übenden von alleine ein. Auf keinen Fall sollte willentlich auf diese Atmung hingearbeitet werden. Das *Qi* bewegt sich, wie ein selbstloser Heiler, dorthin, wo es gebraucht wird.

Die Daoisten wandten die umgekehrte Atmung oft bewußt an, um das *Qi* schneller und kraftvoller auf die Bahnen des Kleinen Kreislaufs zu bringen. Das war möglich, weil die Schüler der daoistischen Meister die natürliche Atmung und damit durchlässige Energie-Bahnen mitbrachten.

In einer weiteren Phase der Übung entwickelt sich die embryonale Atmung aus der umgekehrten Atmung. Das bedeutet, es wird nicht mehr durch Nase und Mund geatmet, sondern im Innern des Körpers, wie ein Embryo im Mutterleib.[22] Der Unterbauch bewegt sich dabei kaum merklich. Die Häufung dieser subtilen Kleinbewegungen erzeugt einen kontinuierlichen Strom, der Ursprungs-*Qi* schnell in alle Meridiane und feinstofflichen Kanäle bringt. Das embryonale Atmen gilt als die wahre Atmung. Dies kann nur nach langer Praxis auf natürliche Weise geschehen. Nebenbei sei erwähnt, daß diese Stadien der Atmung auch bei ausdauernder Sitzmeditation durchlaufen werden können. Wird eine Veränderung der Atmung künstlich durch den bewußten Willen erzeugt, können gravierende innere Verletzungen auftreten. Bei einer natürlichen Veränderung ist das nicht der Fall.

Der Embryo wird im Leib der Mutter durch die Nabelschnur mit Sauerstoff versorgt. Mit Hilfe der modernen Technik kann dieses feine Pulsieren heute sichtbar gemacht werden. Es entspricht den feinen Bewegungen der embryonalen Atmung, wie sie die daoistische Tradition seit Jahrtausenden beschreibt.

Die oben beschriebenen 3 Atemweisen kennzeichnen den Prozeß der Übung. Es erscheint uns wichtig zu erwähnen, daß Farb- und Bildvisionen, Musikklänge oder Rauschen, auch Klopftöne und Stimmen, strahlendes Licht erscheinen können. Diese Erscheinungen kommen und gehen mit dem Öffnen der Energie-Bahnen, -Zentren und den 3 *Dantian*-Bereichen. In daoistischen Schriften steht, daß sich Speichel in Energie verwandelt und im Unteren *Dantian* gesammelt wird. »Es donnert im Bauch«, wie die Chinesen sagen.

Es gibt viel esoterische Atemtechniken und Schulen, die eine spezielle Atemmethode der anderen vorziehen, und diverse Meinungen über die ›richtige Atmung‹. Wir haben in diesem Kapitel die 3 Hauptarten des Atmens besprochen.

Zhào Jīn Xiang erwähnt in seinem Buch über das *Fliegende Kranich-Qi Gong* 9 weitere Variationen der Atmung: 1. Ein- und Ausatmen durch den Mund, 2. Ein- und Ausatmen durch die Nase, 3. Einatmen durch die Nase, Ausatmen durch den Mund, 4. Einatmen durch den Mund, Ausatmen durch die Nase, 5. Einatmen ohne Ausatmen, 6. Ausatmen ohne Einatmen, 7. weder Ein- noch Ausatmen, 8. Atmen ohne Geist, 9. Ungehindertes Atmen (der Zellen oder Poren). Diese 9 Variationen der Atmung haben nicht dieselbe Bedeutung wie die 3 Haupt-Atemmethoden. Sie werden dem/der Übenden jedoch auf dem Weg begegnen.

»Wenn das Herz, der Körper und der Wille ruhig sind, die 5 Elemente sich gegenseitig befruchten, *Yin* und *Yang* eine Einheit bilden, und der Weise das Geheimnis der Wiedergeburt, die Rückkehr des Lebens, erkannt hat. Wenn das Ohr nichts mehr hört, der Geist in der Niere ist, die Zunge nichts mehr schmeckt und die Seele im Herz ist, hat der Mensch zu seinem Urwesen zurückgefunden.«[23]

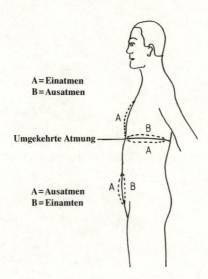

Abb. 195: Natürliche Atmung

13. Kapitel

Selbstbehandlungs-Übungen von einigen Krankheitszuständen

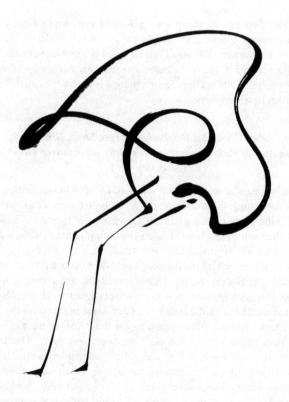

Wenn das Unkraut beschnitten wird,
bleibt die Wurzel in der Erde.

Astrid Schillings

Besondere Zustände wie Anspannung, Reizbarkeit, Ärger, Kopfschmerzen, Negativität, Erschrecken, Angst können mit besonderen Übungen angesprochen werden. Falls Du Dich für eine oder mehrere entscheidest, führe sie vor den 5 aktiven Übungs-Formen des *Fliegenden Kranichs* aus. Sie beginnen alle mit dem Entspannungs-Ritual, wie es im 8. Kapitel ausführlich beschrieben ist.

1. Leber-Übung bei Reizbarkeit, Ärger, Streß, Blähbauch, roten Augen, Verkrampfung im Unterleib, destruktiven Gefühlen
(Abb. 196–203)

Füße stehen parallel und schulterbreit. Laß Dir Zeit bei der entspannenden Vorbereitung. Spüre Deinen Körper und Deine Füße auf dem Boden. Überprüfe die Lage Deines Gewichts und beuge die Knie, als ob Du Dich setzen möchtest. Lächel Dir zu und atme natürlich. Arme fallen locker, die Augen schauen geradeaus.

Setze den rechten Fuß im Winkel von 45° diagonal nach vorne mit der Ferse auf den Boden. Richte Dein Bewußtsein auf *Dantian*, wo die Energie sich sammelt und von dort weitergeleitet wird über *Huiyin*, *Mingmen*, *Dazhui* und, die Innenseiten der Arme herunter, in *Laogong*. Führe Deine geraden Arme langsam vor dem Körper nach oben. In Augenbrauenhöhe öffnen sich die Ellenbogen zur Seite. Die Hände bewegen sich ein wenig höher und näher aneinander heran. Das *Qi* fließt aus *Laogong* ins *Tianmu* und, den *Zhongmai* entlang, weiter zum *Danzhuan*, einem Akupunktur-Punkt etwa 4 Finger breit oberhalb der Brust und 2 Finger breit zur Achselhöhle hin. Ellenbogen zeigen zur

Seite, Arme sind parallel zum Boden. Ohne daß sich der Rumpf bewegt, drehen sich Arme und Hände um 45° nach rechts und zeigen in dieselbe Richtung wie das rechte Bein. Konzentriere Dich in *Dadun*, dem Anfangspunkt des Leber-Meridians. Bewege die Hände langsam nach unten und schicke das *Qi* den Leber-Meridian entlang, bis in den rechten Fuß. Stell Dir vor, daß alle negative Energie durch den *Dadun*-Punkt ausgeschieden wird. Diese Übung sollte drei bis neunmal wiederholt werden, bevor Du mit den Übungen des *Fliegenden Kranichs* beginnst.

Hinweis zur Übung: Diese Übung spricht intensiv die Leber bzw. den Leber-Meridian an. Die Leber wird in der chinesischen Medizin dem Element Holz zugeschrieben. Es wird daher empfohlen, wenn möglich ins Freie zu gehen und die Übung in der Nähe eines Baumes auszuführen. Solltest Du Dich jedoch in einem Raum aufhalten, stell Dir den Baum vor, da das Holz des Baumes die destruktive Energie der Leber absorbieren kann. Besser noch ist ein Stück unbearbeitetes Holz im Raum, in das Du diese Energie ableiten kannst.

Die Leber reagiert direkt auf Gefühle wie Ärger, Zorn, Wut, Streß, Hetze, Anspannung und Verkrampfung. In ihrer Funktion als Reinigungs- und Ausgleichsorgan für Blut und Energie ist sie besonders empfänglich für sämtliche Emotionen. Halten diese Emotionen über einen längeren Zeitraum an, kommt es zu einem Energiestau in der Leber, der nach einiger Zeit einen Blutstau oder – im schlimmsten Fall – eine Schwellung oder Gewebsentzündung nach sich ziehen kann.[24] Die Leber ist in der chinesischen Medizin das Organ, mit dem viele Krankheiten ihren Anfang nehmen, wie z.B. auch Krebs. Ist sie erst einmal angegriffen und Blut und *Qi* blockiert, wirkt sich das auf den ganzen Organisimus aus. Die Leber-Übung wird von *Qi Gong*-Experten wie *Zhao Jin Xiang* daher auch bei Krebskranken angewendet.

Die Atmung beginnt in dieser Übung im *Dantian*. Sammel das *Qi* dort, bevor Du es durch *Zhongmai* und *Dumai* weiterfließen läßt. Erfahrungen haben gezeigt, daß sich besonders Anfänger wohler fühlen, wenn sie mit der natürlichen Atmung im *Dantian* beginnen. Fortgeschrittene können auf *Baihui* achten und die Energie dort in den Körper aufnehmen; Anfänger die Energie von *Dantian* aus leiten.

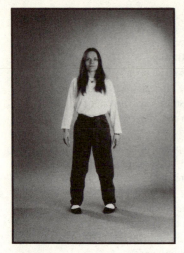

Abb. 196

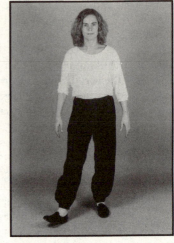

Abb. 197

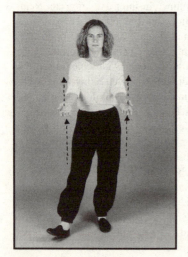

Abb. 198

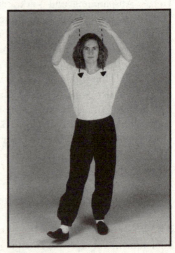

Abb. 199

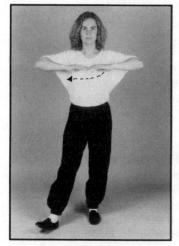

Abb. 200

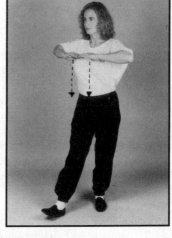

Abb. 201

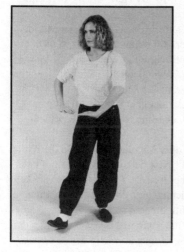

Abb. 202

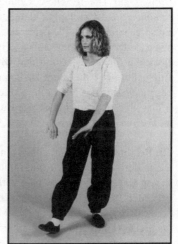

Abb. 203

193

2. Übung bei Kopfschmerzen, Unwohlsein, Verspannung, Druck im Herzbereich, Schlaflosigkeit, Konzentrationsschwäche
(Abb. 204–215)

2A: Vorbereitung ist wie im Kapitel 8 und in der Leber-Übung. Arme hängen locker im Winkel von etwa 20° seitlich des Körpers. Lege Dein Bewußtsein in Laogong, sammel dort alle Energie. Drehe die Handinnenflächen nach außen und führe die geraden Arme langsam seitlich bis auf Schulterhöhe nach oben. Denke *Laogong*. Beuge die Arme und bilde eine leichte Löffelform mit den Händen, die jetzt einen Halbkreis zur Schulter hin beschreiben. Drücke 2 Minuten lang mit je vier Fingern auf *Jianjing*, einem Schulter-Akupunktur-Punkt auf dem Gallenblasen-Meridian. Der Daumen liegt dabei locker am Zeigefinger. Breite die Arme wieder parallel zum Boden seitlich aus, löse die Löffelform der Hände und bringe die Arme langsam nach oben. Jetzt machst Du die Abschlußübung, das beidseitige Einsammeln des Qi, wie es am Schluß der 5. Übungs-Form beschrieben ist.

Hinweis zur Übung: Diese Übung wird als Herz-Übung bezeichnet, obwohl sie den *Jianjing*-Punkt auf dem Gallenblasen-Meridian aktiviert. Entsprechend der 5 Elemente hat jedoch der Gallenblasen-Meridian einen fördernden Einfluß auf den Herz-Meridian. Das Herz ist nicht nur zuständig für das Blut und den Blutkreislauf. Chinesische *Qi*-Meister empfehlen »erst das Herz zu üben, bevor man mit Körper-Übungen beginnt«, denn das Herz soll die Heimat der Seele sein.

Das abschließende beidseitige Einsammeln und Konzentrieren des *Qi* im Dantian bewirkt u.a., daß das *Qi* über die Nieren ins Herz fließt.

2B: Bei »rasenden« Kopfschmerzen oder Migräne breitest Du die Arme wie in der A-Übung seitlich aus und führst sie langsam zum Kopf hoch. In den Entspannungs-Übungen vorher hast Du Deine Aufmerksamkeit besonders auf die Mittelfinger gerichtet und dort die ganze Energie konzentriert. Drücke mit beiden Mittelfingern so lange auf die *Quinglungquiao*-(Drachenhörner)Punkte, links und rechts von *Baihui*, bis der Kopfschmerz nachläßt. Schließe diese Übung ab wie in der A-Übung.

Hinweis zur Übung: Der Druck auf die *Quinglungqiao*-Punkte öffnet sie und läßt das *Qi* besser fließen. Dadurch verliert sich der Druck im Kopf.

2C: Eine weitere, sehr einfache Methode, denselben Zustand anzusprechen, ist das 9–18fache Armkreisen, wie es als beidseitiges Einsammeln des Qi im 9. Kapitel in der 5. Übungs-Form beschrieben ist. Diese Art des Energieholens kam in allen Formen vor und wirkt auch für sich allein geübt nachhaltig, beispielsweise in einer Büropause.

Hinweis zur Übung: Diese Übung spricht dieselben Krankheitszustände an wie die A-Übung. Sie wird jedoch besonders bei Kopfschmerzen oder sonstigem Druckgefühl im Kopf angewandt. Das wiederholte Kreisen bewirkt, daß überflüssiges, stagnierendes *Qi* aus dem Kopf ins *Dantian* fließen und von dort über die Nieren zum Herz strömen kann.

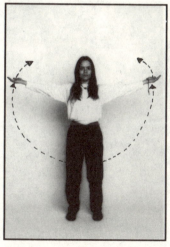 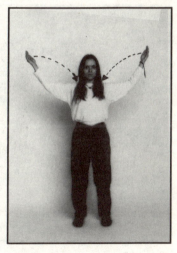

Abb. 204 Abb. 205

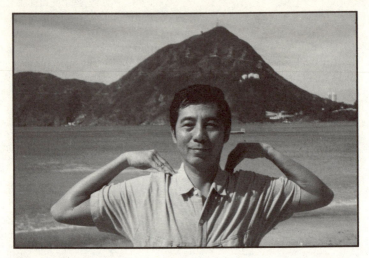

Abb. 206

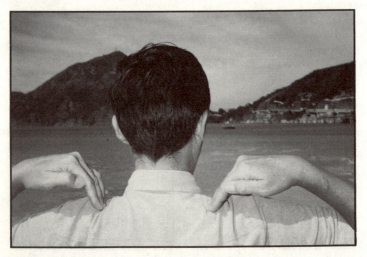

Abb. 207

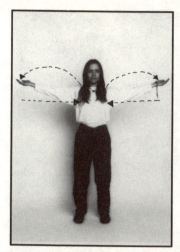

Abb. 208

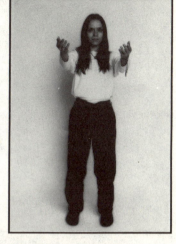

Abb. 209

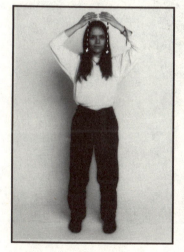

Abb. 210

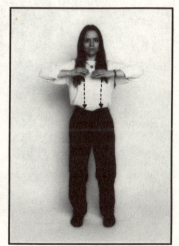

Abb. 211

197

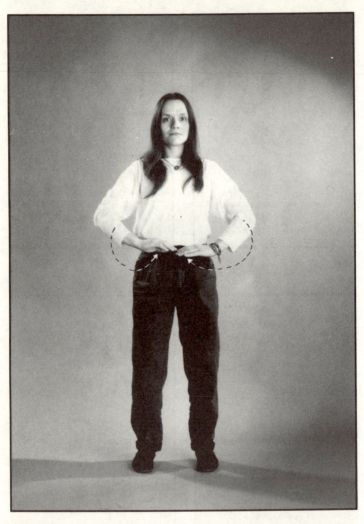

Abb. 212

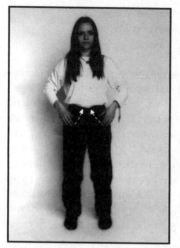

Abb. 213   Abb. 214

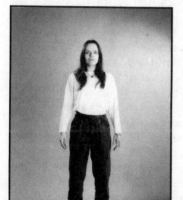

Abb. 215

3. Übung bei Erschrecken, Angst,
plötzlicher Störung, allgemeinem Unwohlsein
(Abb. 216–238)

3A: Wenn Du während Deiner *Qi-Gong*-Übung plötzlich durch Geräusche, Wind, Menschen oder einen Telefonanruf gestört oder sogar erschreckt wirst, bleibe ruhig stehen. Warte eine kurze Weile. Schau in Richtung Süden und laß wieder Ruhe in Dein Herz. Füße stehen parallel und schulterbreit, Arme hängen locker. Atme natürlich und spüre das innere Lächeln. Richte Dein Bewußtsein auf *Dantian* und laß das *Qi* von dort über *Huiyin*, *Mingmen*, *Dazhui* die Schultern hinunter in *Laogong* fließen. Denke *Laogong*, entspanne die Finger und spüre warmes *Qi* in den offenen Händen. Bewege die geraden Arme langsam vor dem Körper nach oben. In Augenbrauenhöhe öffnen sich die Ellenbogen zur Seite. Das *Qi* strömt von Laogong in *Tianmu*. Führe die Energie hinunter zum *Dantian*.

Beschreibe diesen Armkreis achtmal. Beginne mit einem Kreis in Richtung Süden, dann in Richtung Südwest, Westen, West-Nord, Norden, Nord-Ost, Osten, Ost-Süd. Nach dem achten Kreis stehst Du wieder in Richtung Süden. Führe jetzt die Arme langsam vor dem Körper nach oben. Denke *Laogong*. Knie sind leicht gebeugt, als ob Du Dich setzen möchtest. In Augenbrauenhöhe werden die Ellenbogen geöffnet und seitlich der Ohren geführt. Hände bewegen sich langsam über den Kopf, wo Du alle zehn Finger verschränkst und die Handflächen nach oben drehst. Beachte beide *Laogongs*, die sich zum Himmel hin öffnen. Jetzt beschreibst Du die Übungen, die in Kapitel 9 unter »Das Öffnen zum Himmel und Aufnehmen von Yang« in der 1. Übungsform aufgeführt sind. Nach der letzten, ausgiebigen Dehnung der Wirbelsäule richte Dich auf, lasse die Schultern locker fallen, ohne daß sich Arme und Hände aus ihrer Ausgangsstellung bewegen. Strecke jetzt Deinen ganzen Körper und beuge Dich langsam, Wirbel um Wirbel, den Kopf locker zwischen den Oberarmen, nach unten. Beine sind gerade, aber nicht durchgestreckt. Die verschränkten Hände zeigen mit den Handinnenflächen zum Boden. Drehe den Rumpf nach links und drücke die Handflächen sanft vor dem linken Fuß auf den Boden. Drehe Dich dann nach rechts und berühre den Boden vor dem rechten Fuß. Drehe Dich abschließend zurück zur Mitte (Abb. 228–231).

Löse die Hände. Die Schultern hängen locker, Knie sind wieder ein wenig gebeugter. Richte Dich, Wirbel um Wirbel, langsam auf, und beschreibe einen abschließenden Kreis. Sammel das Qi im Dantian (Kapitel 9, 5. Übungs-Form 232–234 und 212–218). Bleibe einen Augenblick ruhig stehen und fühle eine wohlige Wärme, die Deinen Körper durchströmt.

Hinweis zur Übung: Durch das achtmalige Armkreisen beruhigst Du Dich und Deinen *Qi*-Kreislauf wieder. In allen 8 Himmelsrichtungen wird eventuell verlorengegangenes *Qi* wieder eingesammelt, auf alle Fälle jedoch das äußere, den Körper einhüllende *Qi* aufgenommen. Durch die Streckung nach oben wird das *Yang* des Körpers mit dem des Himmels harmonisiert, durch das Beugen zur Erde das *Yin* des Körpers mit dem der Erde. Solltest Du beim Beugen mit den Händen die Erde nicht berühren können, stell es Dir einfach vor. Beuge Dich nur soweit, wie es ohne Verkrampfung möglich ist. Wichtig ist bei dieser Übung, daß sie am selben Ort ausgeführt wird, an dem Du vorher *Qi-Gong* geübt hast.

3B: Falls Du während Deiner Übungen, aus welchen Gründen auch immer, gestört oder erschreckt worden bist und Du den Ort des Übens verlassen hast, ist es ratsam, eine andere Übung zu machen (Abb. 239–240).

Füße stehen parallel und schulterbreit. Entspanne Dich wie in den Vorbereitungen im Kapitel 8. Laß Dir Zeit. Spüre Deinen Körper, Dein Lächeln und Deinen Atem. Richte Dein Bewußtsein auf das *Qi* im *Dantian* und laß es von dort über *Huiyin*, *Mingmen*, *Dazhui*, die Arme hinunter in *Laogong* strömen. Achte auf *Laogong*, wenn Du jetzt die Arme langsam nach oben führst und das *Qi* aus *Laogong*, ins *Tianmu* zum *Dantian* herunterfließen läßt. Die Hände bleiben parallel vor Dantian, wie in der Übung. Schau weit in die Ferne und stell Dir vor, daß Deine Augen frisches *Qi* aufnehmen und es in den Körper hineinlassen. Du kannst das *Qi* einströmen fühlen, wenn Du den Kopf jetzt langsam nach links drehst, ohne den Rumpf dabei mitzubewegen. Bei dieser Drehung schaust Du nach innen. Wenn Dein Kopf links angekommen ist, schauen Deine Augen wieder weit in die Ferne. Laß *Qi* einströmen. Drehe Deinen Kopf zurück zur Mitte und schaue dabei nach innen. Führe die Linksdrehung des Kopfes viermal aus. Anschließend drehe den Kopf dreimal nach rechts. Jedesmal, wenn der Kopf vorne oder

201

seitlich angekommen ist, strömt *Qi* ein. Schließe die Übung mit dem beidseitigen Einsammeln des *Qi* und dem Konzentrieren im *Dantian* ab (Kapitel 9, 5. Übungs-Form).

Hinweis zur Übung: Wenn Du das *Qi* im *Dantian* sammelst und die Wärme spürst, legt sich Deine Unruhe oder Nervosität langsam. Die Links- und Rechts-Drehungen des Kopfes massieren wichtige Akupunktur-Punkte an der Schädelbasis und am Nacken. Diese Kopfdrehungen sind in China sehr beliebt. Sie sind im Westen als die 4. Übung des *Ba Duan Jin* (die ›8 eleganten Übungen‹ oder die ›8 Brokatübungen‹ bekannt, mit denen die ›5 Kümmernisse oder 7 Betrübnisse‹ vertrieben werden können).

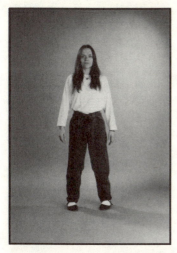

Abb. 216

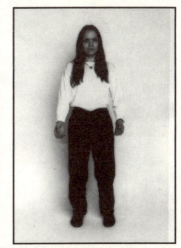

Abb. 217

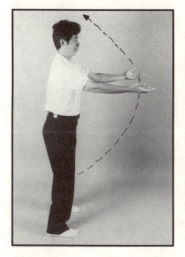

Abb. 218

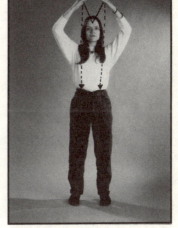

Abb. 219

203

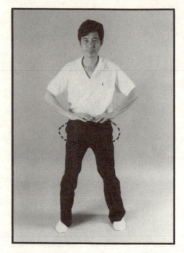

Abb. 220

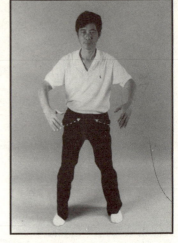

Abb. 221

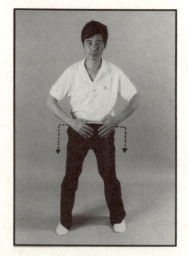

Abb. 222

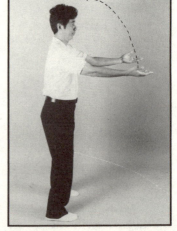

Abb. 223

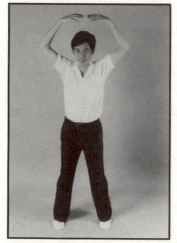

Abb. 224

Abb. 225

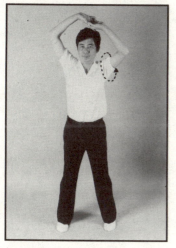

Abb. 226

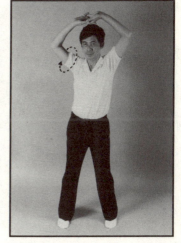

Abb. 227

205

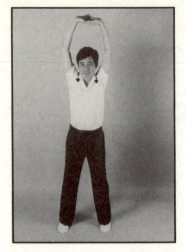

Abb. 228

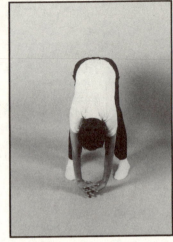

Abb. 229

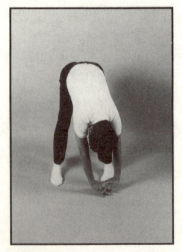

Abb. 230

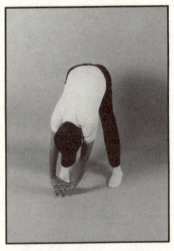

Abb. 231

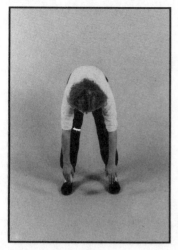

Abb. 232

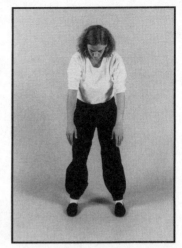

Abb. 233

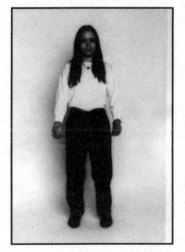

Abb. 234

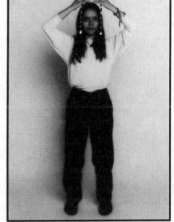

Abb. 235

207

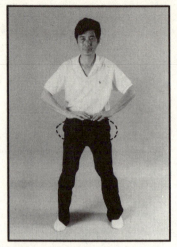

Abb. 236

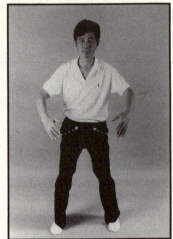

Abb. 237

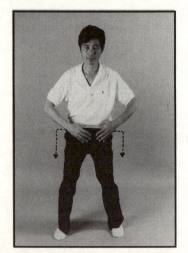

Abb. 238

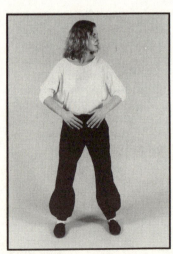

Abb. 239

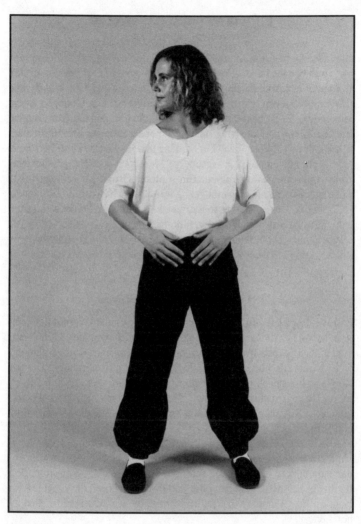

Abb. 240

4. Übung bei Müdigkeit, Schläfrigkeit
(nach den Qi Gong-Übungen)

Die beste Übung, um Müdigkeit und Schläfrigkeit und auch Zerfahrenheit vorzubeugen ist, die Vorbereitungs-Übungen zu praktizieren, die im 8. Kapitel beschrieben sind. Es gibt 3 Gründe für Müdigkeit nach den *Qi-Gong*-Übungen: einmal ist der/die Übende vor den Übungen schon sehr müde. Es ist besser, dann lieber zu schlafen, als die Übungen zu machen. Zum anderen mag der/die Übende zu lange praktiziert und sich somit erschöpft haben. Für Anfänger oder geschwächte Personen wird ½ Stunde empfohlen. Gesündere Menschen oder Fortgeschrittene können jeweils 1 Stunde üben. Ein weiterer Grund zur Müdigkeit ist, daß die Person nicht entspannt genug war oder sich zu sehr in Gedanken verloren hat. Das passiert besonders leicht Anfängern. Starke Müdigkeit kann auch zu Schwindelgefühlen führen.

Achte nur auf die Übungen und sage Dir, wenn nötig: »Jetzt bewege ich die Arme...« oder »Jetzt fließt die Energie in Laogong...«.

5. Übung bei negativen Gedanken

Positive, inspirierende Phantasien, Bilder oder Gedanken sind den meisten Menschen willkommen, lenken aber auch von der Übung ab. Stellen sich jedoch während der *Qi-Gong*-Übungen negative, dämonische, zerstörerische Gedanken oder Gefühle ein, dann schüttel Deinen Kopf von links nach rechts und gib einen Zischlaut »sch...« von Dir, so als ob Du sagen willst: »Sei still... Nein das will ich nicht...«. Wiederhole diese Bewegung und den Laut mehrmals, beende die Übung sofort und verlasse den Raum.

Abschließend sei gesagt, daß diese besonderen Übungen, die auch ohne die anschließenden *Qi-Gong*-Übungen praktiziert werden können, nur eine äußere Hilfestellung sind. Sie können nur das Symptom, den fühlbaren Schmerz, beheben oder lindern. Sie erfassen das Übel jedoch nicht an der Wurzel. Dazu ist es wichtig, in sich zu gehen, in sich zu horchen.

Das bedeutet, daß Du selbst die möglichen Ursachen der Beschwerden feinfühlig erforschen kannst und Dich nicht immer nur auf Deinen analysierenden Verstand verläßt. Dann besteht die Möglichkeit, daß Du den Grund für ein Krankheitsbild entdeckst.

Im alten China erwarteten die Ärzte von ihren Patienten viel Eigenverantwortung für ihre Gesundheit. Ein Arzt wurde als gut gepriesen, wenn er einem Patienten rechtzeitig erklären konnte, wie Krankheiten zu verhindern sind. Die berühmtesten chinesischen Ärzte hatten nie kranke Patienten. Kranke waren in der Regel bei mittelmäßigen Ärzten. Solche Ärzte wurden als ignorant gescholten, weil sie es versäumt hatten, die Patienten rechtzeitig zu beraten, anzuleiten und ihnen Kräutermedizin, Akupunktur oder Massage zu empfehlen.[25]

III. Teil

Die äußere Praxis und der innere Weg

von
Astrid Schillings

Einleitung

Kranich

Flügel-Schwingen
innerer Bewegung

Der Vogel fliegt

im Zeitspalt des
Bewußtseins
ins Herz

Astrid Schillings

Anliegen des dritten Teils ist es, aus der Fülle der möglichen Betrachtungs- und Erfahrungsweisen einiges herauszuschälen. Im Rahmen dieses Buches können es nur Orientierungslichter bleiben, die die äußere Erscheinung von Berg- und Tallandschaften abtasten. Den Regenbogenkristall in der Tiefe dieser Landschaften wird die oder der Übende jedoch allein finden, bei sich. Sollten die Erläuterungen bestimmter Aspekte und Hintergründe in den folgenden Kapiteln als Unterstützung nützlich sein und hier und da als Inspiration dienen, so hätte sich der Sinn dieser Zeilen erfüllt. Jeder Mensch, ich eingeschlossen, beginnt die Übung aus dem ihm oder ihr eigenen Grundmotiv heraus, das sich im Laufe der Zeit vertiefen, auch verwandeln kann – so etwa nach dem Abklingen einer Krankheit, beim Aufspringen einer Lebenskrise oder durch das Fortschreiten im Üben. Die einzelnen Themen werden Sie wahrscheinlich in unterschiedlicher Weise ansprechen, je nachdem, was Sie gerade jetzt in der Übung suchen oder finden. Das Herzstück des Textes ist »Der Fliegende Kranich als gelebte Bewegung«. Es dient der praktischen Unterstützung im Üben. Dieser Text ist eingebettet in Betrachtungen allgemeiner Zusammenhänge des Gesundseins und Krankseins und in die daoistische Auffassung von den Wandlungen.

Einleitung

14. Kapitel

Betrachtungen zum Gesundsein und Kranksein

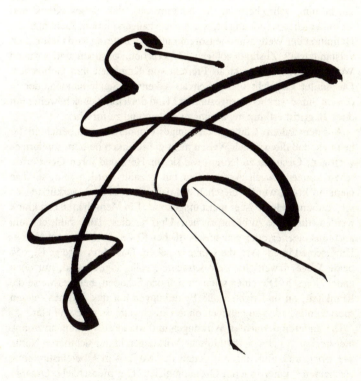

Auf den ersten Blick scheint es einfach. Jeder Mensch weiß doch, was Krankheit ist und was Gesundheit. Beim Nachspüren dieser Worte taucht nun wahrscheinlich die Ahnung auf, daß dieses Krank und Gesund nicht so eindeutig ist, wie zunächst angenommen. Zieht man die Definition der Weltgesundheitsorganisation zu Rate, so wird Gesundheit verstanden als Zustand völligen körperlichen, geistigen und sozialen Wohlbefindens und nicht als Freisein von Krankheit und Gebrechen. Das mutet vielleicht idealistisch an – kennen Sie jemanden, der in diesem Sinne wirklich kerngesund ist? Und doch lohnt es sich, weiter um diese Begriffsbestimmung herum zu graben und zu forschen.

Aus dem »alten« China gibt es einiges Wunderliches zu berichten: So heißt es, daß die wirklich Weisen nicht die Kranken heilten, sondern es vorzogen, Gesunde zu lehren, wie sie ihr Herz und ihren Geist erforschen können. Auch Ärzte sollen nur bezahlt worden sein, solange niemand krank wurde. Geschah das dann doch einmal, verkürzte sich ihr Verdienst. Heute ist es meist umgekehrt. Ein Mensch muß erst krank werden, um Hilfe zu beanspruchen. Und für diese Hilfe zahlt er dann auch aus eigener oder gemeinschaftlicher Kasse. Es ist nur ein kleiner Unterschied in der Art, die Dinge zu sehen. Das Merkwürdige ist, daß beide Wege, jeweils für sich betrachtet, völlig logisch sind, nur eben anders logisch. Die einen schauen sich den Schaden, beispielsweise die Krankheit, an und richten alle Bemühungen auf das Ziel aus, diesen speziellen Schaden zu beheben ohne Umschweife, gerade und klar.

Die anderen betrachten Wirkungen und wie diese Wirkungen zusammenspielen. So gibt es rhythmische Wirkungen in der sichtbaren Natur, wie Ebbe und Flut, die mit denen des Kosmos in Übereinstimmung erscheinen – einer inneren Ordnung gleich. Der menschliche Organismus wird beobachtet als ein Zusammenspiel, in dem diese Schwingungen im kleinen wirken. Auch kann dieses Zusammenspiel gestört sein,

218

woraus dann Krankheit oder Schaden entsteht. Behandelt wird dann das Zusammenspiel; ist es entstört, hört die Krankheit auf. Das Augenmerk liegt auf dem Zusammenspiel der Wirkungen im Organismus, nicht auf der Krankheit. Krankheit ist Störung des Spiels, der inneren Ordnung. In moderner Fachsprache würde man sagen – die Prävention hat Vorrang – Gesundheit ist nicht einfach Abwesenheit von Krankheit und Gebrechen. Doch diese Fachsprache faßt ja nur die Oberfläche. Im Daoismus wird unter Gesundheit letztlich eine innere Haltung und Verfassung des Menschen verstanden. Die leibliche Gesundheit ist nur Ausdruck eines Weges innerer Erkenntnis, eines inneren Zustandes, und nicht Ziel einer körperlichen Behandlung. So ist es zu verstehen, wenn die Weisen die Gesunden lehrten, ihr Herz und ihren Geist zu erforschen. Von innen her betrachtet tut sich ein Weg der Wandlungen auf, die daoistische Alchimie.[26] Auf diese Zusammenhänge werde ich noch zurückkommen, selbst auf die Gefahr hin, mich zu wiederholen. Ich hoffe auf Ihre Geduld beim Graben und Sortieren, auch wenn der Ton im folgenden vorübergehend etwas sachlich klingt.

Im westlichen Kulturkreis spielt die Intervention, also das Eingreifen, wenn Schaden schon entstanden ist, die dominante Rolle. Dem liegt primär die Vorstellung zugrunde, daß Krankheit allein durch einen Angreifer von außen verursacht wird. Nun ist es jedoch so, daß jeder Organismus z.B. Erkältungs- oder Krebserreger in sich trägt und offensichtlich meist keine Erkrankung eintritt. Wie ist das zu erklären? Jeder Krankheitserreger ist ein Informationsträger, der darauf aus ist, mit seiner Information in die Struktur des Organismus einzudringen und sie in seinem Sinne arbeiten zu lassen oder zu nutzen. Eine Zelle ist einem Virus beispielsweise nicht wehrlos ausgesetzt. Der Erreger kann der Zelle nur etwas anhaben, wenn er den passenden Zellrezeptor vorfindet, der ihn einläßt. Und genau da ist der Zustand der Zelle entscheidend. Wenn sie etwa durch einen schlechten Stoffwechsel geschwächt ist, nimmt sie die Krankheitsinformation vielleicht auf. Nur unter dieser Bedingung kann der Erreger aktiv werden. Ist das der Fall, erscheint es so, als entstehe Krankheit nur durch einen Angriff von außen. Die westliche Schulmedizin behandelt in diesem Sinne. Der Krankheitserreger wird unschädlich gemacht, also spezifisch behandelt. Mit diesem Ansatz wurden beachtliche Erfolge durch das Finden und Einsetzen spezifischer Mittel gegen bestimmte Krankheitserreger wie beispielsweise Tuberkulose und Cholera erzielt – also auf der physisch manifesten

Ebene der akuten Erkrankungen und in der Notfallhilfe. Mit dem als Wirkzusammenhang sinnvoll aus sich selbst heraus heilenden und bewußt fühlenden Leib hat das jedoch nicht viel zu tun. Er wird häufig sogar durch die Nebenwirkungen der Sympthombehandlung in seinen Lebensfunktionen gestört oder geschwächt. An dieser Stelle möchte ich auch auf die unterschiedlichen »Funktionsstörungen« hinweisen. Diese Verlegenheitsdiagnose taucht häufig auf. Sie wird gegeben, wenn weder ein Krankheitserreger noch eine physische Schädigung des menschlichen Organismus zu finden ist und dennoch etwas nicht »funktioniert«. Mit den herkömmlichen spezifischen Mitteln ist das Rätsel dieser Störungen nicht zu lösen.

Das Vor- und Umfeld der akuten Krankheit, auch des Unfalls, ist aus dem Blickfeld einer Behandlungsethik herausgefallen, die sich im täglichen Kampf gegen Krankheit und Tod erschöpft und die Fühlung mit dem Sinn von Kranksein und Tod verloren hat.

Auch die sich als Fachgebiet auswachsende Psychosomatik begreift den leib-seelischen Prozeß in der Regel nicht von seinem Gesundsein sondern von einer aufgetretenen Krankheit her. Dazu kommt noch, daß sie dank der medizinischen Überspezialisierung nur einen begrenzten Einfluß auf das allgemeine Geschehen hat. All dies ist nicht einfach Fehler der Medizin, sondern Spiegelbild einer in der Tendenz geradlinig nach außen gerichteten Lebensbewältigung des westlichen Menschen. Wir versuchen, draußen unsere Probleme zu lösen und konzentrieren uns auf das, was von da auf uns zukommt. Wir gehen sie an, die Dinge und verändern sie.

Seelische Not wird zunächst meist ebenso wie körperliche Krankheit als allein von außen verursacht erlebt. Wenn mich meine Freundin nicht verlassen hätte, dann... Auch von therapeutisch arbeitenden Psychologen wird erwartet, daß sie helfen, wenn Probleme und Symptome sich schon entwickelt haben. Warum erwähne ich das? Wenn wir uns mit Qi, dessen Wirkungen und Entsprechungen beschäftigen, so ist dies nicht auf der rein physisch-materiellen Ebene möglich. Jede Wahrnehmung, jede Stimmungsänderung drückt sich körperlich aus. So reagiert die Haut beispielsweise sofort mit einer Veränderung ihrer elektrischen Leitfähigkeit. Auch die Atmung, der Ausdruck der Augen sind Beispiele für diese unmittelbaren Reaktionen. Langfristige Reaktionen auf nicht enden wollenden Kummer oder Überforderung, sind tiefer gehende Veränderungen des Körpers, so im Stoffwechsel der Zellen, im Blutkreislauf, in den Organen und Geweben und im Hormonhaushalt, um nur einige zu nennen.

Wenn die Festlegung auf reine Schadensreparatur an Körper und Seele aufgegeben wird, kann eine Reise nach innen beginnen. Langsam erfahren wir, daß wir nicht anders können, als laufend Geschichten zu erfinden über Gott, die Welt, Menschen und Tiere. Damit nicht genug, wir richten unser Leben auch dementsprechend ein. Wenn unser Leben dann tat-sächlich so ist, wie wir es – heimlich sogar vor uns selbst – in unseren Geschichten erfunden haben, sagen wir: Gott, die Welt, auch Menschen und Tiere sind nun mal so – ungerecht, auf ihren Vorteil bedacht, gut, weise, schlecht, nur auf Macht versessen, im Grunde doch lieb oder lassen uns eh im Stich und allein. Für uns bedeutet das: Die Welt ist kein sicherer Ort, wir kommen nie zum Zug, sind immer nur für andere da, haben keine Wahl und letztlich doch recht. Wir sind von uns überzeugt, und das alles macht uns krank. Irgendwie ist uns entgangen, haben wir vergessen, daß wir selbst diese Geschichten erfunden haben, wir sie selbst spielen und uns zeitweise auch noch dabei zuschauen – und entsetzlich leiden dabei ganz real im Körper und in der Seele. Es ist keine eingebildete Krankheit.

Dem Prozeß der Erkenntnis sind keine Grenzen gesetzt. Es sei denn man läßt sich einschüchtern durch die Enge von Lehrmeinungen psycho-therapeutischer oder medizinischer Schulen.

Bei der Erforschung seelischer Prozesse, also der Logik der Seele (Psycho-Logie) trat von Anfang an ein Konflikt auf. Auf der einen Seite stand und steht der Anspruch des geradlinigen, rationalen Tagesverstandes, objektiv »die nackten Fakten« wahrzunehmen.

Auf der anderen Seite steht die Entdeckung, daß alles und jedes sich unterschiedlich zeigt, je nachdem, wer beobachtet, wann und warum. Mit dieser Entdeckung wird deutlich, daß nichts isoliert für sich ist, also objektiv gegeben, sondern nur in Zusammenhängen verstanden werden kann. Ein banales Beispiel: Wenn ich hungrig bin, lockt mich der Geruch von Gemüsesuppe – bin ich satt, dann will ich das Zimmer lüften. Der Geruch hat sich vielleicht nicht verändert, aber mein Zustand. Einmal ist mir der Geruch angenehm, das nächste Mal stößt er mich vielleicht ab. Eine relativierende Logik – also alles in Beziehungen und Wirkungen verstehende Logik – ist in östlichen Kulturen seit Jahrtausenden sowohl intuitiv erlebt als auch denkend erkannt worden. Daoisten sprechen auf der sichtbaren Ebene vom sich entfaltendem Dao,

Buddhisten vom Dharma. Das bedeutet nicht, daß asiatische Menschen keine »linearen« Ziele verfolgen, wie Macht, Landgewinn, auch klare gesellschaftliche Hierarchien schaffen, wie sie die Konfuzianer anstreben.

Solange diese relativierende Logik in unserer Kultur nur gedacht und nicht erlebt wird, nennen wir sie Erkenntnistheorie – noch. Dieses schon erreichte Minimum an Infrage-Stellung augenscheinlicher fester Realität »draußen« hat von der westlichen Psychologie her eine Tür in Richtung östlicher Innenschau aufgestoßen, gerade aus der Konsequenz der Entwicklung westlichen Denkens heraus. Die Erkenntnis, daß ein Beobachtender, seine Wahrnehmung und das Wahrgenommene letztlich nicht objektiv voneinander trennbare Einheiten sind, wir die Geschichte selbst erfinden, gilt ja für jede und jeden. Nicht nur Wissenschaftler oder durch therapeutische Prozesse wandernde Menschen sind davon betroffen, daß es die »nackten Fakten« nicht so gibt, wie wir gedacht haben. Vom Gespräch mit einem führenden amerikanischen Physiker über die Probleme des Messens und der Wahrnehmung erinnere ich folgenen Satz: »Je genauer du hinschaust, desto mehr verflüchtigt sich das, was Du siehst – und dennoch, irgendwas scheint zu sein«. Wir waren beide erstaunt, daß das sowohl für die Psychologie wie für die Physik zutrifft… und für die Erforschung des Qi.

Die Frage, nach dem, was Gesundsein und Kranksein eigentlich ist, muß also herausgelöst werden aus der bisher dominierenden, nach außen gerichteten Kampf- und Opfermentalität – Verlängerung des Lebens um jeden Preis, Kriegserklärung gegen die Krankheitserreger oder … Das Schicksal hat mich besiegt, ich bin wie vom Pech verfolgt…

Das Umkreisen der Bedeutung von Qi kann auf diese beiden Zustände des menschlichen Organismus, nämlich Gesundsein und Kranksein, ein frisches Licht werfen. Qi wird als Energie verstanden, die sowohl physisch wirkt als auch nichtphysisch. Im ersten Teil des Buches wurde Qi unter anderem mit Luft oder feinstofflichem Fluß, Lebensenergie, auch Atem übersetzt. Schauen wir uns Umschreibungen des griechischen Wortes Psyche an, so finden wir Hauch, Atem, Odem und Leben, bis sich letztlich der Begriff der Seele herauskristallisiert hat. Atem als Pneuma und Spiritus bezeichnet eher ein geistiges Prinzip, eine Kraft, die konstelliert. Dieses Prinzip der In-Formation entspricht eher den daoistischen Shen, und dem Jing die materielle Essenz oder physische Voraussetzung. Alle diese Spuren sind um so bemerkenswerter, als in der daoistischen Anschauung der Wandlungen, Qi wie eine Kraft zwischen Geistigem und Stofflichem erscheint, die Leben schlechthin bewirkt. Und diese Kraft wirkt als Yin und Yang.

Im Klassiker für Innere Medizin des Gelben Kaisers wurden fünf Methoden des Heilens erwähnt. Die edelste »sei die, den Geist und das Herz zu erforschen«. Wie schon beschrieben, sollen die Weisen nur die Gesunden das Dao, den SINN gelehrt haben. Dann folgt das Heilen durch Ernährung, durch Medizin, durch den Gebrauch von Nadeln und Akupunktur und letztlich Anweisungen darüber, wie man den Körper untersucht und behandelt. Diese Methoden sollen sich nacheinander entwickelt haben. Nach der Überlieferung vergaßen die Menschen mehr und mehr den SINN und lebten infolgedessen in Innerer Unordnung. Das heißt, die sichtbare Ordnung des Universums wurde nicht mehr als Ausdruck des Sinns verstanden. Je grober der Zustand dieser inneren Unordnung wurde, desto schwerer fielen auch die äußeren Krankheiten aus. Dem sich verschlechternden Zustand der Menschen entsprechend sollen sich die fünf aufeinanderfolgenden Heilmethoden vom Feinen (Shen) zum Groben (Jing) hin entwickelt haben. Der Grund dafür, den Gesunden das Dao zu lehren, lag darin, daß sie noch nicht gegen den SINN gelebt hatten – also die Erkenntnis des Dao durch ein direktes Nachinnenschauen möglich war. Der Sinn manifestiert sich der daoistischen Anschauung nach in der nicht faßbaren Ordnung des Universums, und die nicht faßbare Ordnung des Universums manifestiert sich wiederum in der sichtbaren physischen Welt. Die heilende Kunst des Qi Gong entspricht in etwa diesen fünf Ebenen. Es beginnt beim Groben und geht über zum Feinen: das aktive, äußere Qi Gong, das innere und stille Qi Gong, Meditation und letztlich die direkte Überlieferung.

In der traditionellen chinesischen Medizin werden die Behinderungen und Blockaden von Qi als Störungen *vor* dem Schmerz beschrieben. Mit anderen Worten, vor der körperlichen Manifestation einer Krankheit sei eine energetische Veränderung wahrnehmbar. In Europa wird von Aurasichtigen, also Medien, sensitiv Begabten oder speziell dahingehend ausgebildeten Menschen berichtet, daß sie an den Farben der Aura, der Energiestrahlen ablesen können, in welchem Zustand sich ein Mensch befindet.

Dieser strahlende Aurakörper umhüllt den physischen Körper und kann sich verdunkeln, lange bevor eine physische Krankheit sich zeigt. Mit der Hochfrequenzphotographie kann man diese Strahlung heute sichtbar machen und zu diagnostischen Zwecken nutzen. Auch die Auswirkungen der Qi Gong Übungen sind auf diese Weise zu zeigen. Auf der nächsten Seite finden sich zwei solcher Hochfrequenzfotos. Sie bilden die Strahlung eines Menschen an Händen und Füßen vor und nach der Übung ab. Auch seelisch-geistige Prozesse hinterlassen Spuren auf den Bildern.

Bleibt eine schädigende energetische Veränderung unbehandelt, wird der Mensch krank. Dies geschieht etwa so: Das Energiefeld des Menschen verändert sich. Symptome treten nicht auf, vielleicht Verstimmungen und Empfindlichkeiten. Wirkt die Veränderung im Energiefeld weiter, so schlägt sich das nach einiger Zeit als Störung der Funktionen nieder – unerklärliches Unwohlsein, Herz-, Kreislauf- oder Verdauungsbeschwerden und ähnliche erste Symptome, die organisch nicht begründet sind. In diesem Stadium hört man Sätze wie: »Ich war beim Arzt und bin organisch völlig gesund.« Diese beiden ersten Stadien können sich über Jahre hinweg entwickeln, bevor eine organische Veränderung auftritt oder ein gefährlicher Krankheitserreger eine Chance hat.

Vielleicht werden diese Stufen oder Ebenen des Krank- oder auch Gesundwerdens verständlich, wenn wir sie etwas vereinfacht als In-Formationsprozeß betrachten:

Ebenen der	SHEN	Geistige Energie
In-Formation		
oder	QI	Lebens- und seelische Energie
Manifestation		
der Ordnung	JING	Physische Energie
oder »Unordnung«		

Keine dieser Ebenen ist als fest für sich stehende Einheit abgrenzbar. Auf der physischen Ebene ist die Zelle die elementarste Organisation des Lebens. Im Kern enthält sie Informationen, ihren Bauplan, die DNS, aus dem heraus ihr Stoffwechsel geschieht, auch das Aufnehmen und Aussehen von Reizen (Austausch von Information). Beseelt oder durchflutet Qi bestimmte Zellen nur mangelhaft, so verändert sich ihr Stoffwechsel und damit ihre Art, Informatioon auszutauschen. (Die Erkenntnis dieser Zusammenhänge verdanke ich im Besonderen Bonnie

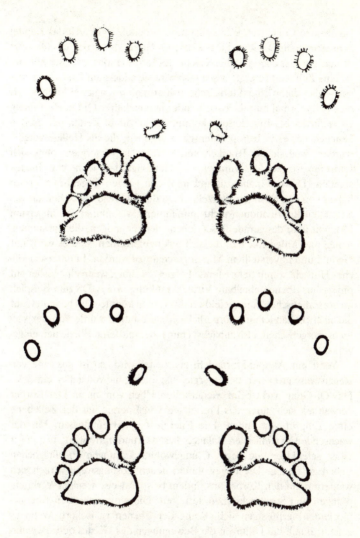

Die Fotos zeigen die Strahlung eines Menschen vor (oben) und nach der Übung. Der schwache Fluß der Yin-Energie ist unten erhöht. So erhöht sich das Energieniveau des ganzen Organismus. Die Fotos sind in der Praxis von Dr. Marie Haumont in Brüssel aufgenommen worden.

Bainbridge Cohen, die mit Zellatmung arbeitet. Vgl. auch das Kapitel zum Atmen im Qi Gong.) Das aktive Qi Gong, die Arbeit des Qi, setzt primär von der energetischen Ebene des Informationsprozesses her ein. Ist eine Zelle mit Energie beseelt, so wird sie anders auf Krankheitserreger – also deren charakteristische In-Formation reagieren können, als dies bei »normal-mittelmässiger« oder mangelhafter Qi-Durchstömung zu erwarten ist. Ein Beispiel kommt mir dazu: In Zeiten der großen Seuchen hat es in Europa Menschen gegeben, die als Heilige verehrt wurden, weil sie die Kranken und Sterbenden versorgten, ohne sich selbst anzustecken. Es wurde von ihnen gesagt, daß sie in »der Gnade« standen. Dieser Gnadenzustand muß den ganzen Organismus erfaßt haben von den geistigen Wurzeln bis zu den Zellrezeptoren hin, die die Krankheitsinformationen nicht aufnahmen. Was immer wir im ersten Moment über das gerade Beschriebene denken mögen, die Zusammenhänge und Möglichkeiten, die sich uns neu eröffnen, sind es wert, mit Geduld und unverstelltem Mut angeschaut zu werden. In unterschiedlicher Hinsicht wären tiefgreifende Folgen absehbar, wenn eine bisher auf physischer Ebene unheilbare Viruserkrankung, wie AIDS zum Beispiel, im vorsomatischen Energiefeld erfaßt werden könnte. Das bedeutet, auf die nicht behandelbare körperliche Manifestation würde von der seelisch-energetischen, also zunächst einmal der mittleren Ebene her, eingewirkt.

Wenn mit Akupunturnadeln gearbeitet wird, so ist das eine vergleichsweise grobe Art der Energiebehandlung, die von außen einwirkt. Das Qi Gong wirkt beim wiederholten Üben von innen. Der Körper verwandelt sich durch das Freisetzten von Energie auf der Zellebene ohne Eingriff von außen. Die Energie beginnt zu fließen. Mit der wachsenden dynamischen Balance dieser Grundkräfte wird auch unser Geist gelenkiger und beginnt, ungewohnte Lösungen im alltäglichen Leben zu finden. Die ungewohnten neuen Lösungswege wirken sich wiederum auf den Körper aus, indem beispielsweise weniger Verkrampfungen und Streßreaktionen auftreten. Die entsprechenden Energieblockaden verflüssigen sich. Keine der Ebenen ist isoliert. Wenn es gelingt, durch die Übungen die Bewegungen des Geistes oder Bewußtseins, des Seelisch-Energetischen und des Leiblichen in Einklang zu bringen, so entfaltet sich von innen heraus die Ordnung, das Wechselspiel von Yin und Yang. Damit ist kein schwärmerisches Aufgehen in einem abstrakten kosmischen Einheitsbrei gemeint. In der Beschreibung des Fliegenden Kranichs als gelebte Bewegung (S. 229) wird der Charakter dieses Zusammenspiels deutlicher werden. Es macht ja nur Sinn und wird heilsam, wenn dieses Wechselspiel erlebt wird.

Es wäre zuviel erwartet, in jedem durchaus kompetenten Qi Gong-Lehrenden einen durchlichteten geistigen Meister zu erblicken. In der Volksrepublik China geben ehemalige, durch Qi Gong geheilte Patienten die Übung nach entsprechender Ausbildung an andere weiter. Sogar bei schweren Erkrankungen, wie Krebs, Diabetes, Asthma, Herzkrankheiten und anderen wird nach Aussage der China National Qi Gong Scientific Research Society der Fliegende Kranich mit Erfolg praktiziert. (Eine Liste der Krankheiten, bei denen Qi Gong erfolgreich wirkte, finden Sie auf S. 226.) Im Zuge »der allgemeinen Unordnung« in China, Europa und Amerika rückte wohl das grobe körperliche Kranksein mehr und mehr in den Vordergrund. Hier wie in China ist ein Herzinfarkt, ein Unfall, ein Magengeschwür wohl gesellschaftsfähiger als zugegebener Kummer in der Familie, ungelebte Trauer oder das Aufstecken ehrgeiziger Berufspläne. In China ist der öffentliche Ausdruck von Gefühlen tabu. Die Somatisierung der »Unordnung« hat in Europa zur »ordentlichen« Aufteilung in die den Körper behandelnden und die die Seele behandelnden Therapeuten geführt. Die letzteren konsultiert man nur im äußersten Falle, weil man ja »keinen Vogel« hat, sondern nur krank ist. Im heutigen China stellt sich das leicht anders dar. Die nächtlichen Angstanfälle werden dort möglicherweise einfach als Störung des Nieren-Qi diagnostiziert. In der medizinischen Praxis ist es nicht üblich, über persönliche Problemsituationen zu sprechen; allgemeine Hinweise für die Lebensführung werden jedoch gegeben, so die Aussage westlicher Medizinstudenten die in der Volksrepublik lebten. Warum erwähne ich auch diese etwas verflacht anmutende Variante traditioneller chinesischer Medizin? So wie östliche Länder die Wahl haben, auch die Fehler europäisch-amerikanischer Errungenschaften zu übernehmen, anstatt aus ihnen zu lernen, steht uns ebenfalls die Entscheidung offen, das Kraftfutter unreflektiert und unverdaut aus der chinesischen Wundertüte zu grapschen. Was bei den Wundern dann auf der Strecke bleibt, ist die Weisheit, sowohl die östliche als auch die westliche, und die des Leibes erst recht.

Jedes Kranksein enthält ja eine Botschaft, die mit den Geschichten zu tun hat, von denen wir vergessen haben, daß wir selbst ihre Autoren sind. Wenn wir krank geworden sind, ist eine der Geschichten sichtbar, fühlbar geworden – nicht eingebildet, sondern ganz real schmerzend. Krankheiten wirken wie Erinnerungszettel, mit denen wir uns helfen, wichtige Erledigungen nicht zu versäumen. Nur die Worte auf den Zetteln sind unlesbar geworden. Vielleicht erschrecken wir im ersten Moment, wenn wir beginngn, die Erinnerungszettel zu entziffern, unseren Geschichten auf die Spur zu kommen. Wenn wir ahnen, daß – ja, was würden wir denn tun, wenn wir UNS nicht mehr fürchten bräuchten, wenn uns nichts mehr hindern würde durch immer neue und alte Geheimgeschichten, die unser Leben ausmachen? Der Zustand des Krankseins ist eine Information über uns. Wir können sie annehmen, ablehnen, behandeln, ihr Opfer werden, sie ignorieren eine Zeitlang oder mit ihr arbeiten – schauen, was unser Erinnerungszettel zu sagen hat. Wenn wir wirklich gesunden wollen, kann uns das Kranksein führen bis zur Quelle, wo die Geschichten erfunden werden und die Unordnung entsteht. Auch der Baum des Lebens und des Wissens soll dort wachsen über der Quelle, wo *Yin* und *Yang* einander erkennen, im SINN.

Krankheiten, die durch das Fliegende Kranich Qi Gong geheilt wurden

Hoher Blutdruck, Geschwüre unterschiedlicher Art wie etwa des Dünndarms und des Zwölffingerdarms, Leukämie, Herzgefäßerkrankungen, Darminfektionen, Hepatitis, Krampfadern, Sterilität bei Frauen und Männern, Harnblasenentzündung, neurologische Taubheit, Kehlkopfentzündung, Lungenblähung, Silikose, Gallenblasenentzündung, Ablösung der Augennetzhaut, Bronchitis, Asthma, Arthritis, Diabetis, Magenleiden, Gehirnthrombose, Schlaflosigkeit, Prostataentzündung, Prolaps des Anus, Erkrankungen durch chemische Vergiftung, Meniskus, Menière-Symptomkomplex, Nervenschmerzen unterschiedlicher Art, Nierenentzündung, Gefäßentzündungen, Knochenmarkentzündungen, frühe Senilität, das Wachstum bestimmter Arten von Krebszellen wurden gestoppt.

Chinesische Patienten geben an, daß nach zwei bis vier Monaten bewußter Übungspraxis eine Besserung fühlbar und sichtbar war. Viele erlebten auch eine Verbesserung ihres Sehvermögens. Bei älteren Menschen soll eine Verjüngung des ganzen Organismus eingetreten sein. Meiner Erfahrung nach wirkt es auch bei niedrigem Blutdruck, was nicht erstaunlich ist, da ja eine ausgleichende Durchströmung des *gesamten* Organismus angestrebt wird.

15. Kapitel

Der Fliegende Kranich als gelebte Bewegung

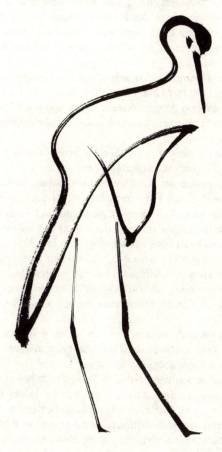

Beginn der Praxis – Erlernen der Form

Zu Beginn der Übung stehen zunächst praktische Erwägungen im Vordergrund. Es gilt einen Ort zu finden – drinnen oder draußen – der geeignet ist. Auch passen wir die Übung in unseren persönlichen Lebensrhythmus ein, so daß sie praktikabel ist und nicht im Wunschbild unserer Phantasie steckenbleibt. Es ist ja bekannt, wieviel Zeit die einzelnen Formen brauchen. Auch wieviel Quadratmeter zum Üben notwendig sind, läßt sich leicht ausmessen. All dies sind zunächst zielgerichtete Entscheidungen, die wir aufgrund unseres Wissens über Raum und Zeit fällen können.

In den ersten Übungsstunden folgen wir mit unseren Augen den Bewegungen der oder des Lehrenden. Wir nehmen die Form wahr, so wie sie sich vor unseren Augen vollzieht. Auch hören wir Erklärungen zur Bewegung und versuchen, uns die Meridianpunkte einzuprägen, auf die wir hingewiesen werden.

Wenn wir, wie die meisten westlichen Menschen, uns in noch keiner Bewegungsdisziplin gründlich ausgeblidet und den uns eigenen ungebrochenen Bewegungssinn der Kindheit verloren haben, so werden wir versuchen, gedanklich den Formen zu folgen – erstmal. Beginnen wir dann auch, mit unserem Leib der gezeigten Form zu folgen, bemerken wir, daß unser gedankliches Bild von der Übung mit unserer tatsächlichen Bewegung nicht im Einklang schwingt. Ein Fuß bewegt sich nach links, statt nach rechts. Die Knie drücken sich heimlich wieder durch. Das Gelenk der Hand versteift sich in einem rechten Winkel und die Schultern ziehn sich hoch, als hätten sie nichts gehört vom Lösen und Fallenlassen. Bei all dem reißt dann vielleicht der dünne Faden gedanklich erinnerter Form.

An diesen Hürden scheitern einige, zumal eine praktische Wirkung noch ausbleibt. Zum Erlernen der Form dient den meisten westlichen Menschen zunächst das Denken. Es ist ein Lernen von außen nach innen. Anders als in sonstigen östlichen Bewegungskünsten wird beim Fliegenden Kranich die Sprache auch zum Vermitteln der Übung genutzt. Das kommt vielen Menschen unserer Kultur entgegen. Die Bewegungsabläufe werden schnell verstanden und die heilende Wirkung setzt früher ein. Es funktioniert ähnlich, wie die Entscheidungen über den geeigneten Raum und die geeignete Zeit. Gedankliche Entscheidung, auch Worte, können helfen, die Situation herzustellen, in der wir an unserem Zustand üben.

Wie in der körperlichen Krankheit spiegelt sich unser seelisch-geistiger Zustand auch in der Haltung und Bewegung, wird also in ihnen manifestiert. Überlicherweise identifizieren wir uns mit unserem festen, physischen Körper – ich bin krank, zu dick, blaß und darum geht es mir schlecht. Zugleich ist jedoch unser Bewußtsein vom Körper nicht entwikkelt. Wir spüren unsere Füße nur, wenn sie schmerzen. Ansonsten tragen sie uns unbemerkt tagein tagaus. Wie dieser Leib lebt, ist uns nicht bewußt. Im *Qi-Gong* finden wir eine Möglichkeit, die blinde, unwissende Identifikation mit dem Körper zu lösen. Wir erfahren, wie wir uns selbst helfen können und eine Krankheit überrascht uns nicht mehr wie aus heiterem Himmel. Im Folgenden werden wir praktisch erforschen, wie *Qi*, die Form, unser Fühlen, Wahrnehmen und Denken, auch unser Bewußtsein, zusammenwirken.

Zunächst scheinen wir jedoch Holzfüße zu haben, die plump ihre »eigene« Richtung gehen und nicht die, die wir gehen wollen. Wir kommen in Kontakt mit unserer eingefrorenen Wirbelsäule die sich durch ihre Steifheit hervortut. Auch unsere Muskeln bringen, hart und fest wie sie vielleicht geworden sind, nur eckige Wellen statt rundliche hervor. Der Zustand des Anfangs ist fruchtbar, wenn wir in herzlicher Geduld mit ihm zu arbeiten verstehen. Wir erfahren erstmal, daß vieles nicht klappt – was nichts Schlechtes ist. So wie wir uns freuen, etwas verloren Geglaubtes wiederzufinden, es uns jetzt auch viel wertvoller erscheint, entdecken wir langsam, was wir schon einmal kannten, uns frei zu bewegen – zu sein.

Spüren von Yin und Yang – Lösung und Spannung

Solange wir die äußere Bewegungsfolge und die dazugehörigen Meridianpunkte geübt haben, konnten wir nicht anders als unsere fünf Sinne und Gedanken in der Übung sammeln. Das Lernen der Übung wäre uns sonst unmöglich gewesen. Es ist ähnlich wie beim Autofahren. Am Anfang entscheiden wir bewußt über jede Aktion, sind ganz dabei. Mit der Zeit geht das Fahren »automatisch«. Wir müssen nicht mehr jede Reaktion bewußt denken. Etwas Ähnliches geschieht im *Qi-Gong*. Wenn zu Beginn unsere Gedanken zum Einkaufszettel oder irgendwelchen Erinnerungen abschweifen, stockten wir, weil wir die Form noch bewußt denken mußten. – Jetzt aber, wo die Form gelernt ist, wird Energie frei durch die Entlastung des gezielten Denkens. Jetzt kommt alles darauf an, wie wir mit dieser Freiheit umgehen. Wir können diese Entlastung zum Zerstreuen der Gedanken nutzen und die Form an der Oberfläche weiterlaufen lassen, also auf »automatik« schalten. Wenn wir uns dafür entscheiden, trennen wir unser Bewußtsein vom Leib. Die Energie, die durch die Entlastung frei geworden ist, verpufft.

Das geschieht leicht, weil das Bewußtsein, unsere Vorstellungskraft nach dem technischen Lernen der Form die Bewegung nicht mehr mit voller Aufmerksamkeit führen muß. Entscheiden wir uns, unsere volle Aufmerksamkeit jetzt weiter in der Bewegung zu sammeln, verändert sich etwas. Die Form beginnt, tiefer zu sinken vom gedanklichen Bewußtsein ins fühlende, spürende Leibbewußtsein. Wir fangen an, unser Bewußtsein mit der Bewegung in Einklang zu bringen – zu synchronisieren. Die frei gewordene Energie wird so gesammelt. Sie ist die Kraft, die das heilende Fortschreiten in der Übung speist. Die eigentliche Übung beginnt:

Das aktive Qi Gong besteht aus dem Wechsel von Lösung und Spannung, der *Qi*-Kraft als *Yin* und *Yang*. In jeder der fünf aktiven Formen erscheint dieser kontinuierliche Wechsel als Spiegelung des großen Stirb und Werde, das wir ja mit unserem kleinen, denkenden Verstand nicht begreifen können. Jede Spannung manifestiert sich in einer Form. Nur wenn die Muskeln sich spannen, geschieht eine sichtbare Bewegung. Die lösende Kraft nimmt diese Spannung, diese Form zurück und läßt eine andere frisch aufsteigen. In den Inneren Lehren des

Daoismus heißt es, daß diese lösende, leere Kraft letztlich ein geheimnisvolles Offenes ist, die Urkraft schlechthin. Da dieses Ursprungsgeheimnis nur schwer zu erschließen ist, wird auf der Ebene der täglichen Übungspraxis von *Yin-Qi* gesprochen, um das Lösende, Verwandelnde, die leere Kraft zu benennen.

Wenn wir in der ersten Form beispielsweise unsere Arme gerade heben und die Handflächen nach vorne schauen, wird *Qi* durch *Lao Gong* ausgeatmet. Die Arme sind in einer Geraden gespannt, jedoch nicht überspannt. So manifestiert sich Yang. Lassen wir die Arme wie eine Welle langsam ein wenig zurückgleiten, lösen die geradlinige Form, atmet *Lao Gong Qi* ein. Die Muskelspannung löst sich, aber erschlafft nicht. So manifestiert sich *Yin*. In dieser Wellenbewegung können wir den wiederkehrenden Wechsel von Lösung und Spannung erfahren. *Yin* bringt *Yang* hervor, *Yang* schlägt in *Yin* um. Sie durchdringen einander.

Bleiben wir im Leben in einer *Yang*bewegung stecken, so erstarrt die Spannung zur Überspannung. Die Form, auch unsere Muskeln verhärten sich. Versinken wir in einer *Yin*bewegung, zerläuft die Lösung in die Auflösung. Die Form zerfließt und unsere Muskeln erschlaffen. Überspannung und Auflösung sind als Verzerrung von *Yang* und *Yin-Qi*, nicht als deren charakteristische polare Erscheinung zu verstehen.

Hier wird vielleicht schon deutlich, daß das Üben von unseren alltäglichen Lebenserfahrungen im Grund nicht verschieden ist. Nach einem Tag, an dem wir uns besonders zusammengerissen, überspannt haben, fallen wir am Abend völlig erschöpft auf der Couch auseinander. Das Spiel von *Yin* und *Yang* ist unterbrochen, der Fluß des *Qi* geschwächt, am Tag durch die Verspannung und am Abend durch das erschöpfte Auseinanderfallen. Eine andere Variante ist die Schlaflosigkeit, wenn wir auch in der Nacht die Überspannung des Tages nicht lösen können. *Yin* und *Yang* sind zu Gegensätzen geworden. Ist ein mehr oder weniger gestörtes Spiel, also der Gegensatz von Überspannung und Auflösung uns schon lang zur Gewohnheit geworden, spiegelt sich das in unserer körperlichen Verfassung als Erschlaffung und Verhärtung wieder, im Seelischen vielleicht als Depression und Aggressivität. Auf der Ebene des Denkens kennen wir diesen Zustand als Zerstreuung oder Überkonzentration.

Yin und *Yang* erschienen nicht nur als Lösung und Spannung. Im Laufe des Übens werden wir auch noch mit anderen Farben dieser beiden Qualitäten in Berührung kommen. So heißt es von den offen-

runden *Yin*-Bewegungen, daß sie nähren und von den geschlossenen-ge-
spannten *Yang*-Bewegungen, daß sie reinigen. Geschlossen bedeutet
hier geradlinig, etwas ausschließend, also eine gewisse Bestimmtheit in
der Form. Beim genauen Beobachten, können wir erfahren, daß *Yin*
und *Yang* einerseits im Wechsel aber auch immer zugleich erscheinen.
So ist der reinigende Aspekt des Ausatmens zum Beispiel als Yang zu
bezeichnen, der lösende Aspekt als *Yin*. Es ist gerade das gleichzeitige
Sein, des *Yin* im *Yang* und des *Yang* im *Yin*, das das Wechselspiel
geschmeidig erhält und die destruktive Überzeichnung eines der beiden
verhindert.

Wenn wir unser Bewußtsein jetzt nicht mehr hauptsächlich der vorge-
stellten Form sondern dem Bewegen widmen können, werden wir
diesen dynamischen Wechsel von *Yin* und *Yang* immer deutlicher in
unserem Leib fühlen. Durch die fühlende Erfahrung schließen wir uns
wieder an diesen Urrhythmus an, aus dem Leben entsteht. Jede Bewegung des Fliegenden Kranich trägt diese In-Formation in sich. Solange
wir diese Information von *Yin* und *Yang*, also die Bewegungsform nur
als Idee denken, uns vorstellen, verwandeln sich unsere Körperzellen
noch nicht. Erst die spürende »Verkörperung« dieser Energieen beseelt
die Zellen, regt ihre Atmung und Verwandlung an, reinigt, nährt, belebt
sie. Wie geschieht das? Wenn wir uns erlauben, diese langsamen Bewegungen wirklich zu fühlen, auch das innere Lächeln gehört dazu, kann
unser Bewußtsein sich mit der Zeit bis in die Zellen lassen. Bewußtsein
bedeutet ja nicht automatisch, an etwas zu denken. Wir können dieses
Bewußtsein in Dantian legen, in die Füße, in die Hand. Das ist etwas
anderes als an die Hand zu denken, oder uns auf sie zu konzentrieren.
Wenn wir über das Spüren unser Bewußtsein in die Hand schicken,
denken wir nicht an die Hand sondern fühlen sie bewußt. Wir haben die
Hand nicht mehr, wir sind die Hand. So ist es auch mit der Form, dem
Spiel von *Yin* und *Yang*. Wenn wir sie nicht mehr denken brauchen,
werden wir, die Qualitäten von *Yin* und *Yang* in der uns eigentümlichen
Weise. Ich, die Schreiberin gebe nicht vor, bis zu dieser Vollendung
durchgedrungen zu sein. Was sich mir eröffnet hat, sind Spuren, an
deren Gültigkeit ich jetzt nicht mehr zweifeln kann. Wenn ich über diese
Prozesse schreibe, so in der Hoffnung, daß sie anderen helfen, den
Zugang zu finden, zu den Wandlungen. Auch wenn die Weisen sich in
die Wandlungen vertiefen, um den SINN zu erschließen, so sind sie
nichts, was »den Daoisten« gehörte. Die Wandlungen sind keine Religion

für oder gegen die man sich entscheiden müßte. Wir alle sind dem Stirb und Werde ausgesetzt, ohne Ausnahme. Für viele Menschen mag in der Übung die Gesundung ausschlaggebend sein. Der Zustand des Körpers ist ja die Basis für jeden Lebensweg. Und dieser Zustand entfaltet sich in dauerhafter Gesundung, wenn der Grundrhythmus des *Yin-Qi* und *Yang-Qi* durch die spürende, atmende Zelle wieder aufgenommen wird. Im nächsten Kapitel wird das noch deutlicher werden.

Die Energiebahnen sind Adern vergleichbar, die alle Gewebe des Körpers mit Blut versorgen. Eröffnet sich der Energiekreislauf, so bleibt dieses Fluten nicht auf die Bahnen und die drei Dantian beschränkt. In jeder Zelle, in den Organen, den Knochen, im Blut, das ja wie flüssiges Gewebe ist, und im Organismus als Ganzem erscheint dieses Geheimnis von Öffnen und Schließen, Lösung und Spannung, Innen und Außen, Durchlässigkeit und Abgrenzung. Letztlich sind *Yin* und *Yang*, Energiebahnen und *Dantian*, auch die fünf Elemente nur Bilder und Konzepte, die *Wirkungen* verdeutlichen und benennen. Sie sollen uns helfen, für diese Wirkungen sensibel zu werden, uns ihnen zu öffnen. Wenn wir das Zusammenspiel dieser »Prinzipien« mit dem Herzen verstanden haben, ist es gut, die Bilder und Konzepte beiseite zu legen. Sie könnten uns sonst eher hindern, festhalten in all zu eng gefaßten, dinghaften Entsprechungen. (Das gilt jedoch nicht nur für östliche Konzepte.)

Dieses Geheimnis von *Yin* und *Yang* ist mit unserem Denken nicht zu erfassen, genauso wenig wie wir den Geschmack von Erdbeeren einem Eskimo erklären können, selbst wenn er unsere Sprache spricht. Die einzige Erklärung, die es gibt, ist die Erdbeere zu essen.

Auf der tiefsten und zugleich höchsten Ebene erscheint dieses Geheimnis von *Yin* und *Yang* als Leere und Form. Das bedeutet nicht Verneinung der Welt, sondern erkennendes Leben in ihr. Ich schreibe das, weil in meinen Kursen immer wieder die Frage auftaucht, ob Übungen wie *Qi-Gong* und Meditation nicht letztlich zu einer Art Weltfremdheit und Abkehr führen. Wir brauchen also nicht in den Himalaya oder nach China auszuwandern, um diesem Geheimnis auf die Spur zu kommen. Es reicht, in einer bestimmten Weise in unserem Leib anwesend zu sein, und das Geheimnis entfaltet sich langsam von selbst. Wir zerfließen nicht in einer bewußtlosen Entspannung – gemeint ist vielmehr ein Zustand von gelöster Spannung oder in anderen Worten ausgedrückt, wache Offenheit.

Offenheit bedeutet, alles was ist, was kommt, darf sein. Wir haben nichts zu tun als einfach da zu sein, so wie wir sind. Wir brauchen nichts hinzutun und nichts wegzunehmen. Diese Offenheit hat die Qualität des *Yin*. Ohne ein Minimum an Offenheit entfaltet sich kein Geheimnis, entwickelt sich kein Prozeß. Nun sagt der Zustand der Offenheit noch nichts über unsere Wachheit aus. Wachheit meint hier Aufmerksamkeit: so schauen nach Innen und Außen, als »schaute man nicht«. Es wird nicht kontrolliert oder fixiert, auch nicht bewertet. Im Zusammenspiel mit der Offenheit hat die Wachheit Yangqualität. Sehr häufig wird Wachheit mit Kontrolle oder Manipulation verwechselt. Dabei dürfen doch auch die Ungenauigkeiten in der Übung sein – ohne Bewertung. Wenn wir wach *und* offen sind, können wir eine Ungenauigkeit erkennen und von innen her in Präzision verwandeln (*Yin*) über das Einfühlen. Wird beispielsweise im Unterricht gesagt, daß wir wieder die Gelenke abknicken, so unterbricht ein kontrollierendes, manipulierendes Bewußtsein die Bewegung mit einem Ruck durch einen Befehl von außen. Auch wir selbst können uns Befehle wie von außen geben. Der Energiestrom bricht dann ab. Ein Bewußtsein im Zustand offener Wachheit wird die Bemerkung als Unterstützung aufnehmen und von innen in das Gelenk fließen lassen, indem das Gelenk gespürt wird. Es ist wie eine leichte Berührung. Der Energiestrom wird nicht unterbrochen. Wachheit bedeutet hier, die Ungenauigkeit wahrnehmen ohne Kritik. Offenheit meint in diesem Zusammenhang, daß wir einen Fehler nicht ungeschehen machen müssen, sondern uns einfach neu verhalten.

Auch Chinesen haben im Unterreicht Schwierigkeiten. So erzählt mir *Cheung Chun Wa*: »Das größte Problem ist, wenn die ›Students‹ sich in der Bewegung nicht fühlen. Ohne Gefühl kannst Du Jahre üben und es passiert nichts.« – Außer Technik möchte ich hinzufügen. Beispielsweise wird das Synchronisieren häufig als Kontrolle verstanden. Gemeint ist jedoch dieses spürende Abstimmen von Bewußtsein und Bewegung. Das die Bewegung denkende Bewußtsein verwandelt sich in einen fühlenden, wachen Bewegungsimpuls.

Und wieder möchte ich den Alltag vor und nach der Übungszeit mit ins Spiel bringen. Die Übung kann als Zeit und Raum verstanden werden, in denen wir die Urprinzipien des Lebens, das Stirb und Werde neu erforschen und erfahren – körperlich, seelisch, geistig. Wir schaffen uns also einen Schutzraum, in dem diese Erfahrungen langsam an Tiefe gewinnen. Mit dieser Tiefe wächst ein Vertrauen, das uns auch im Alltag tragen wird, weil dieser Alltag sich aus denselben Wechselspielen und Wirkzusammenhängen enwickelt, wie die Übung. Die Zeit der Übung kann für uns also ein von Leistungsdruck und Erwartungen entlasteter Raum sein, in dem wir ohne die Stimme des inneren und äußeren Kritikers und Kontrolleurs einfach wahrnehmen können, was ist und wie es wirkt. Eine Quelle der leidvollen Verzerrungen rührt gerade daher, daß Wachheit, wie wir gesehen haben, häufig mit Kontrolle und Konditionierung verwechselt wird. Ein rhythmisches Schwingen von Lösung und Spannung, Nicht-Tun und Tun wird so schon im Entstehen gestört. Auf der psychischen Ebene beeinträchtigt das die leiblichen Funktionen, auf der seelisch-energetischen macht es unser Herz eng und schwer und läßt die Lebensenergie stocken. Auf der geistigen Ebene nehmen wir die Urteile und Meinungen anderer und unsere eigenen für die wahre Welt. (In den Betrachtungen zum Gesundsein und Kranksein habe ich davon gesprochen, daß wir Geschichten erfinden.) Die ursprüngliche Offenheit und Wachheit wird in Schatten getaucht.

Auch das Leiten der Energie durch den Körper ist kein Akt von Kontrolle. *Cheung Chun Wa* sprach häufig davon, daß man es besser nicht zu ernst nimmt. Was hat er damit gemeint? Wir lassen unser Bewußtsein beispielsweise von der Scheitelkrone in den Unterbauch gleiten und weiter hinunter zum Damm, dann vom Steißbein aus den Rücken herauf. Dieses Gleiten hat keine bohrende, feste Qualität, die etwas erreichen will. Wenn der gefühlte, warme Faden reißt oder gar nicht entstehen mag, gehen wir behutsam weiter. Das Gleiten der Aufmerksamkeit ist wie ein Öffnungsimpuls, der den Strom wecken möchte. Wenn wir die Verbindungen immer wieder von innen abtasten im ruhigen Stehen oder in der Bewegung, wirkt das wie eine reinigende Sensibilisierung. Dieser bewußte Impuls, das *Qi* zu wecken, ja überhaupt in den Formen zu bewegen hat stärkere Yangqualität als die Wachheit, die hier als Yin erscheint. Zusammen mit dem Zustand der Offenheit betrachtet erscheint die Wachheit als *Yang*.

Da den Gelenken im *Qi-Gong* eine besondere Bedeutung zukommt, werden wir auch sie nicht aussparen. Wenn in ihnen Energie gestaut oder blockiert ist, wird der Fluß durch den gesamten Organismus unterbrochen. Arthritis und Rheuma können entstehen. Ohne Hast lassen wir unser Bewußtsein auch in die Gelenke wandern, spüren sie. Vielleicht sind sie steif oder schmerzen. Mit sehr kleinen, behutsamen Bewegungen können sie langsam aus ihrer gewohnten »Vereisung«

gelöst werden. Diese kleinen Bewegungen lassen die Gelenke, auch die Wirbelsäule lebendig und weit werden. Es sind ja nicht einfach verdrahtete Knochen, sondern bewegliche Spielräume. Die Kraft kann durch sie geleitet oder blockiert werden. Diese kleinen, vom Spüren satten Bewegungen heilen nicht nur Krankheiten des Körpers. Wir kommen mit einem Frieden in unserem Dasein in Berührung, der sich nicht vor der Welt verschließt.

Beginnen sich unser Bewußtsein und unsere Bewegung zu synchronisieren, können unvermittelt Empfindungen von anspruchslosem Glück aufkommen – charakteristischerweise von den Füßen und nicht vom Kopf her. Auch der feste Boden wird von den Fußsohlen deutlich gespürt. Das *Jing-Qi* bewegt sich, heißt es über dieses Phänomen. Es ist günstig, es kommen und gehen zu lassen. Sobald unsere Wachheit sich in Festhaltenwollen oder Manipulation oder Kontrolle verändert, geht die Quelle der Offenheit mehr und mehr verloren. Das Phänomen wird dann zu einem festen Konzept über Glück in unserem Bewußtsein gefroren und die Energie damit auch. Lassen wir uns von Wogen des Glücks überschwemmen, verlieren uns in Offenheit, zerfließt die Energie. Die Qualität der Wachheit bindet sie ein ohne kontrollierende Verfestigung. Hier zeigt sich deutlich, wie empfindlich dieses Spiel von Offenheit und Spontaneität auf der einen und Wachheit und erkennender Wahrnehmung auf der anderen Seite ist.

Wie schon gesagt, sind *Yin* und *Yang* sehr feine Konzepte. Sie meinen Zusammenhänge, die hinter den Worten wirken und sind als solche nicht wie ein Ding zu fassen. Der denkende Verstand, der uns durch seine zielgerichtete Entscheidungskraft geholfen hat, die Übungsstunden, die Übungssituation überhaupt zu ermöglichen, stößt hier an eine Schranke, die in seinem Wesen liegt. Er kann entscheiden, die Erdbeeren zu kaufen oder zu verkaufen, essen kann er sie nicht.

Im Folgenden werden wir die Wirkungen und Zusammenhänge weiter erforschen. Unser wachsendes Gespür wird uns dabei führen.

Wirkung der Übung – Innen und Außen

Alle Bewegungen des Fliegenden Kranich wollen helfen, die Kraft als *Yin* und *Yang* durch den ganzen Leib zum Schwingen zu bringen. Mit diesen Bewegungen erkennen wir spürend den Raum, in dem wir als Mensch leben. Es ist nicht Erkennen mit dem Sehnerv der Augen oder mit dem Denken des Gehirns gemeint. Durch das Lösen und Spannen spüren wir die Richtungen außen und die uns von daher umgebenden Qualitäten der Energie. So sind auch die Elemente, die diesen Richtungen zugeordnet werden, energetische Qualitäten – in ihrem groben Zustand manifestieren sie sich als Feuer, Holz, Metall, Wasser und Erde. In einem feineren Zustand als Schwingungen. Jeder Meridian befindet sich in einer für ihn charakteristischen Schwingung, die der Qualität der Schwingung (Energie) eines Elements entspricht. In dieser Weise sind die Analogien wie etwa Feuer – Herz – Süden – Freude zu verstehen. Die Übungen des Fliegenden Kranich wirken auf alle energetischen Schwingungen fördernd im Sinne einer Entstörung und Harmonisierung. So ist auch die breite Anwendung und Wirkung bei so unterschiedlichen Krankheiten zu verstehen. Zwischen den Schwingungen innen im Organismus und außen in der Welt wird langsam eine Beziehung entwickelt. Die Entsprechung von Innen und Außen tritt allmählich zutage. Ich möchte daran erinnern, daß die äußeren Bezeichnungen der einzelnen Elemente nicht zu dinghaft zu verstehen sind. Im Folgenden werde ich beispielhaft an einigen Bewegungen diese Entwicklung verdeutlichen. Auf den ersten Blick mag manches etwas speziell aussehen, das allgemeine »Wirkprinzip« wird jedoch gerade im Betrachten praktischer Bewegung erscheinen. Beim langsamen Lesen dürfte es auch den Menschen verständlich werden, die die einzelnen Formen noch nicht selbständig üben können.

In der ersten Form begrüßen wir die sechs Richtungen. Selbst dieses Begrüßen geschieht im Wechsel von Ebbe und Flut. So geben wir beim Heben der Flügel Kraft hinaus und nehmen Kraft zurück. Wir öffnen uns so nach vorn zum sommerlichen Süden hin, in die Aktivität, die Bestimmtheit, das Vorwärtsschreiten und Wachsen (Feuer). Das Öffnen der Flügel zu den Seiten nach links und rechts gibt uns Breite – im Osten den keimenden Frühling (Holz), im Westen die herbstliche Ernte (Metall). Nach hinten zum Norden hin spannen sich die Finger aus einem gelösten Zustand heraus. Hier stärkt uns das ruhige Lager des Winters

(Wasser). Mit dem Heben der Hände über dem Kopf verbinden wir uns im selben Rhythmus mit der Bestimmtheit des Himmels und beim Senken nach unten öffnen wir uns der Erde – geben ab und nehmen auf, besonders durch die Füße. Die Erde, der Boden unter unseren Füßen, gilt zugleich als die Mitte, die uns nährt und trägt, entläßt und zurückruft. Auch der Zustand der Meditation und Verwandlung schlechthin werden ihr von den daoistischen Weisen zugeordnet. Durch das Hineinnehmen und Hinausgeben der Kraft in alle Richtungen fangen wir an, von innen her mit ihnen in Beziehung zu treten.

Im Einholen der Energie wird diese Beziehung noch in anderer Weise deutlich. Von außen wird *Qi* in den Händen gesammelt und nach innen eingegossen. Inneres und äußeres *Qi* vereinigen sich. Die innere Bewegung des eingegossenen Qi wird durch eine äußere Bewegung der Arme weitergeführt. Die gleichzeitige innere (*Yin*) und äußere (*Yang*) Bewegung findet ihr Ende in der Sammlung im unteren *Dantian*. Was hier besonders betont wird, gilt auch im Allgemeinen. Jeder äußeren, sichtbaren Bewegung entspricht die innere Bewegung des *Qi*. Das geschieht natürlich auch im täglichen Leben. Der Unterschied besteht darin, daß auch Stockungen und chronische Stauungen unbewußt wiederholt werden – seelisch und körperlich, innen und außen. Diese Entsprechungen von Innen und Außen sind eine Nahtstelle, an der wir einen uns schädigenden inneren Prozeß *umkehren* können. Wenn wir uns langsam bewegen und die äußere Bewegung innen spüren, wird die Qualität der Bewegung nicht im Außen bleiben. Wir nehmen die Information der Übungsform auf.

In der zweiten Form können wir im Fortschreiten der Übung eine Art Wechselstrom spüren zwischen der linken (im Chinesischen *Yang*) und der rechten (im Chinesischen *Yin*) Seite des Körpers. Es ist unwichtig, daß wir in unserer Kultur weiblich und männlich eher mit den umgekehrten Seiten assoziieren. Das Entscheidende ist der Austausch zwischen den inneren Räumen der linken und rechten Seite. Viele Menschen erleben eine unsichtbare Grenze zwischen diesen beiden Räumen ihres Körpers, als paßten Links und Rechts irgendwie nicht zusammen. Auch nehmen sie wahr, daß die Linke anders funktioniert als die Rechte. Bei Rechtshändern agiert, schreibt, artikuliert die Rechte, ist schnell und geschickt, während die Linke, wenn man sie läßt, eine Situation »wittert«, intuitiv wahrnimmt und ein Gespür für Hintergründe und Tiefe zeigt. Wird die Linke nicht gelassen, wirkt sie ungeschickt und plump, eben linkisch. Wenn nun die beiden Handflächen einander beim Heben betrachten, strömt Energie zwischen beiden hin und her. Der Raum zwischen ihnen wird lebendiger Raum, vibriert, verdichtet sich. Häufig wird das erst Außen erfahren beim Heben des Energieballs. Doch dieser Wechselstrom setzt sich fort in den Innenräumen. Die Energie und damit Information beginnt zwischen beiden Seiten zu fließen. So etwa können wir beim Hin und Her, Auf und Ab des Schwingens der Arme, Wärme und Kälte in beiden Richtungen wechseln fühlen im Inneren, durch Brust- und Schulterraum von einer Hand zur anderen. Das ist ein Zeichen dafür, daß sich die beiden Seiten mehr und mehr im Austausch verbinden.

Auch das Auseinanderdrücken von Himmel und Erde einmal mit erhobener Linken und gesenkter Rechten, dann umgekehrt, lassen diesen Wechselstrom entstehen. Wenn wir diese Haltung der Erd-Himmelssäule wirklich verkörpern, kommt noch die Erfahrung von Höhe und Tiefe hinzu. Die Handflächen sind in ihrer Begrenzung spürbar und doch geht die Kraft nach oben und unten über sie hinaus. Wir wachsen in die Höhe und in die Tiefe, fühlen die Spannung der Form. Nehmen wir die Spannung zurück, lösen sie, lassen wir bewußt *Qi* in uns zurückfließen. Es wird deutlich, daß Höhe nicht ihrgendwo da oben ist, Tiefe nicht irgendwo da unten. Vielmehr sind wir mit diesen Dimensionen wesenhaft verbunden. Auf der persönlichen Ebene kennen viele Menschen auch eine innere Trennung zwischen unterem und oberem Leib. Einer der beiden ist beweglicher, lebendiger als der andere, aus welchen Gründen auch immer. Die Energie fließt nur ungenügend unter oder über die Gürtellinie. Auch Schädigungen der Wirbelsäule häufen sich in dieser Gegend. In jeder der fünf Formen gibt es Elemente, die diese Stockungen verflüssigen helfen. Sie alle aufzuzählen, würde mehr als diese Seite füllen. Mit zunehmender Sensibilisierung für den eigenen Zustand wird jede(r) Übende die Wirkungen spüren.

Die Dynamik zwischen der Bestimmtheit der Vertikalen und dem runden Schwingen der Kranichflügel entfaltet sich am Vollkommensten in der vierten Form. Die Energie sinkt und steigt zugleich, links und rechts, oben und unten, Kopf, Füße und Hände werden nach und nach verbunden durch den Rumpf. Der kosmische Kreis der fünften Form bereitet sich vor.

Idealerweise weitet sich beim Kreisen in der fünften Übung der Raum ins Unendliche und zwar in alle Richtungen – auch durch die Erde hindurch. Für neu Beginnende und zugleich kranke Menschen könnte das Herausschicken der Energie während aller sechs Kreise eine Überforderung sein. Ich schlage vor, daß sie das Kreisen erst einmal »trocken« üben, bis das Herausgeben und Hineinnehmen von Energie als Prinzip von Ebbe und Flut in den anderen Bewegungen erfahren wurde. Letztlich wird Energie in den unendlichen Raum geschickt und aus dieser Unendlichkeit wieder aufgenommen.

Dieses Kreisen in der letzten Form läßt uns verkörpern, was wir gewußt oder nicht gewußt leben. Wir sind unser Universum – wenn wir mit mehreren in einem Zimmer üben, sind wir mehrere »Universen«, Welträume – nämlich jede und jeder in diesem Zimmer und darüber hinaus. Jede(r) Übende gibt Energie hinaus und läßt sie frisch zurückkommen. Im täglichen Leben tun wir das auch in Form von Bildern, Vorstellungen, Gedanken Meinungen und Handlungen – all dies sind ja Energien unterschiedlicher Schwingung, die wir hinausgeben und anziehen – auch wenn sie als zurückkommende Energien fremd erscheinen mögen. Vielleicht haben wir bemerkt, welche Energien wir hinausschicken und anziehen. Es ist wichtig, diese Zusammenhänge geduldig zu erforschen. Die Emotionen sind wie die Meridiane, Elemente und Richtungen als energetische Schwingungen zu verstehen, die einander entsprechen. Die Richtungen und Elemente sind also nicht feste Einheiten irgendwo draußen, so wie Meridiane und Emotionen nicht feste Einheiten drinnen sind. Vielleicht verstehen wir, wenn wir dies betrachten, daß Lebensgeschichten sich manifestierende Energien sind.

Zhao Jin-Xiang hat im Prozeß seiner körperlichen Gesundung erfahren, daß wir im Grund nur unseren Geist heilen brauchen. Das bedeutet nichts abstrakt Abgehobenes. Er begann damit, erlebend zu beobachten, wie der Körper, wie sein Körper in Ruhe und Bewegung funktioniert und wie nicht. Wiederholen wir diese Gebärden der fünf Formen in Sammlung offen und wach, erleben wir etwas Paradoxes. Einerseits spüren wir unseren Leib, die Arme, die Fußsohlen präziser, unsere Zellen atmen. Andererseits je mehr wir Kopf, Arme, Rumpf und Beine von innen her wirklich sind, desto feiner, durchlässiger werden sie. Wir spüren so etwas wie Ebbe und Flut durch sie hindurchpulsieren. Langsam bemerken wir, daß wir nicht von »meinem« *Qi*, »meiner« Kraft sprechen können. Sie fließt durch uns hindurch, kreist und wirkt durch uns. Sie gehört uns nicht und wir sind sie – jeder einzelne Mensch in jeweils unverwechselbarer Weise. Grenzen sind (*Yang*) und sie sind

242

nicht (*Yin*). Für das eine oder andere entscheiden zu wollen, wäre eine Aktion des denkenden Kopfes. Es ist so wie mit der Erde. Sie ist kräftig, tragend, nährend – unsere Mitte. Sie ist Stille, Meditation und Verwandlung – die leere Mitte.

Spuren von Meditation – Die formlose Form

Mit unserem Wissen um Zeit und Raum haben wir die Übung begonnen – einen passenden Ort gewählt und eine passende Situation. Die Form ist gelernt und langsam wird Energie frei für Erfahrung, für das Spüren des Wechsels von Lösung und Spannung, die Durchlässigkeit einer universalen Atmung bis in unsere Zellen hinein. Verbindungen zwischen Räumen im Körper auch zwischen Innen und Außen entstehen langsam. Himmel und Erde, Elemente und Richtungen, *Yin* und *Yang* sind nicht mehr nur irgendwo da draußen als faßbare Dinge oder traditionsschwere Abstraktionen maskiert.

Im Zustand wacher Offenheit scheint eine Frische auf, die alte Gewohnheit nicht bekämpfen, verändern oder in den Schatten des Ignorierens und Vergessens tauchen will. Alles darf sein, wie es ist, ohne Beschönigung oder Manipulation. Und wenn es gelingt, in diesem Zustand zu bleiben »ohne einzuschlafen« tut sich in dieser Aufmerksamkeit ein Raum auf und Verwandlung geschieht. Woher sie kommt, ist nicht zu sagen. Es ist dieser Zustand, in dem sie geschieht. Im Folgenden werden wir versuchen, mehr darüber herauszufinden, wie dieses Nicht-Tun (*Yin*) zu tun (*Yang*) ist.

Eine Spur in diese Richtung zeigt sich im inneren Lächeln. Wenn das Kinn sich löst und die Zunge den Gaumen berührt, warten wir bis der Impuls zu lächeln von innen her ankommt. Es ist also nicht ein konventionelles aufgesetztes Lächeln, das »Keep Smiling« gemeint. Auch ist dieses Lächeln kaum sichtbar. Wenn es sich von innen heraus entwickelt, öffnet sich mit ihm die Stirn bis zum Scheitel. Auch die Augen lösen sich, der Nacken wird weit. Gewinnt dieses Lächeln an Tiefe, erreicht es die Schädelbasis, wo der Kopf sich zur Wirbelsäule hin öffnet. Es ist, als könnten wir jetzt nicht nur mit unseren Ohren hören, sondern von hinten her nach vorn zu den Seiten. Der Raum hinter uns wird so lebendig. Die Kunst ist, das Lächeln erscheinen zu lassen. Freundlich warten ist das einzige, was wir tun können. Sind wir still genung dabei, rieselt vom Raum des Lächelns eine Verbindung ins Herz herunter. Vielleicht reicht sie in den Unterbauch und noch weiter in die Füße oder wandert den Rücken hinauf. Verbinden kann sich ja alles, wenn wir dafür bereit sind. Mit der Zeit wird das immer leichter spürbar. Zugleich fixieren die Augen nichts mit ihrem Blick, das heißt sie tun nichts. Wenn wir angestrengt über etwas nachdenken, entspricht der auf einen Gegenstand eingeschränkte Blick der Tätigkeit des Bewußtseins. Wird der Blick weit und weich, verändert sich auch unser Denken. Es wird weit und beißt sich nicht fest.

Wenn wir immer wieder in dieser Weise dastehen oder auch sitzen, werden wir bemerken, daß zwischen den Gedanken, Worten und Bildern, die uns vielleicht kommen, Raum ist, wir also nicht unablässig denken müssen. Auch Emotionen erscheinen in diesem Raum. Beginnen wir diesen Raum zu spüren und machen nichts mit den Gedanken und Emotionen – wie etwa sie verscheuchen, ihnen nachgehen oder uns in ihnen verlieren – wirkt diese Entdeckung des weiten Raumes, aus dem diese Phänomene aufsteigen, wie eine große Erleichterung. Wir stehen oder sitzen nicht mehr unter Zugzwang. Und ungefragt darf Mitgefühl sein, mit uns selbst, mit unseren Schwächen und Unvollkommenheiten. Nicht beschönigende Entschuldigung oder resignierende Faulheit sondern Mitgefühl. Das eigenartige ist, daß wir dieses Mitgefühl nicht für uns allein festhalten können. Es strahlt aus.

Vielleicht unterstützt es uns, im alltäglichen Leben immer wieder Kontakt mit diesem weiten Raum aufzunehmen – nicht um uns zu betäuben oder vor Problemen zu flüchten. Es ist wie ein Innehalten, das hilft, emotionale und gedankliche Verkettungen im Entstehen zu beobachten, zu erfahren. Auch mag eine Lösung aus diesem weiten Raum aufsteigen, die wir, so wie wir uns in Gewohnheiten verfestigt, verformt haben, gar nicht mehr entstehen lassen konnten. Das ist keine wohlige Auflösung sondern Verwandlung durch Offenheit. Wollten wir uns nur auflösen oder betäuben, so würde dieselbe Gewohnheitsenergie in einer ähnlichen Situation unverändert aufs Neue wirken. Wir gerieten wieder unter Zugzwang, wiederholten uns, und griffen vielleicht zur Beruhigungstablette. Auflösung und überspanntes Festbeißen wechseln einander ab. Der Zustand der Überspannung wird auch manchmal mit Fuktionieren-Können verwechselt. Was es also braucht, ist Wachheit in diesem geweiteten Raum, die nichts manipulieren oder bewerten will. Eine kleine Pause im Büro, in der wir so sitzen oder stehen, vielleicht auch das Energieholen üben können, gibt diesen Raum frei.
(Auch kleinere Kinder können lernen, eine Zeit der Stille zu respektieren, wenn sie sichtbar gemacht wird, etwa durch den bunten, rieselnden Sand einer altmodischen Sanduhr oder das langsame Kleinerwerden eines brennenden Räucherstäbchens. Sie sehen dann, wie lang es noch

ist. Auf diesen Gedanken ist eine Mutter von drei Kindern gekommen – mit Erfolg. Die fünf Formen können auch einzeln über den Tag verteilt geübt werden.)

In den Vorbereitungen auf die Übung hilft dieser Zustand, uns in die Übung einzulassen. Wir hören auf mit diesem und jenem zu kämpfen und öffnen uns der Übung. Im Alltag kann uns dieser Zustand unterstützen, wie eine frische Blume in Situationen aufzublühen – unsere Vor-Urteile und Konzepte zu erkennen. Für mich bedeutet das, immer wieder neu zu beginnen. Meine eingefahrenen rostigen Gleise eine Spur schneller bemerken, sie überhaupt zu bemerken – mit jeder Spur verflüssigt sich ein Millimeter Raum, Raum im Herzen. Und wieviele Millimeter es da gibt, weiß ich nicht.

Dazu gehört auch, daß wir uns nicht entspannen »sollen«. Ein Satz wie »ich will mich jetzt entkrampfen und muß mich sammeln« macht uns eng und fest. So ein Satz ist ein Krampf in Worten, obwohl er vom Inhalt her über Entkrampfung spricht. Auch Worte, Konzepte und Bilder sind Energieträger. Unser Körper, Geist und Herz wird unmittelbar auf den Befehl des Wollens, Müssens und Sollens reagieren, also eng und schwer werden. Das vom Inhalt Gemeinte kommt nicht durch. Was in der Bewegung zutrifft, gilt auch für die Meditation in der Stille, falls wir sie üben. Wir können uns Jahre zusammenreißen, etwas erreichen wollen, und unser Zustand wird sich kaum oder nur sehr langsam verwandeln, trotz Disziplin, weil die lösende Offenheit fehlt. Die Wachheit degeneriert, verfestigt sich zum sachlichen Befehl, zum Ding. Die Kräfte des *Yin* und des *Yang* streben auseinander.

Ein Schlüssel, der den Verwandlungsprozeß, die Alchemie der Ebenen von Körper, Energie, Seele und Geist bewegt, ist die verlangsamte Bewegung. Von Anfang an wurde die Übung in dieser Qualität vollzogen. In ihr wachsen und vergehen die Bewegungen, Spannung und Lösung wechseln. Die Zeit dehnt sich wie unter einer Lupe. Es ist, als würde uns Zeit geschenkt, obwohl die Uhr genauso geht wie sonst auch. Die Lösung der Gelenke, das Erfühlen des Raums Innen und Außen, die Verflüssigung der Grenzen, hat mit dieser Dehnung der Zeit zu tun. Je mehr Bewußtsein und Bewegung in Einklang sind, je zeitloser wird die Zeit. Für Momente können Bewegung und Bewußtsein ganz synchron sein. Geschieht dies, existiert die Zeit, wie wir sie sonst kennen, nicht. Zwischen Sein und Bewußtsein liegt kein Zeitschatten. Ein Grund tut sich auf, Stille, die von Hetze, Gedanken und Plänen, Meinungen und Emotionen zugedeckt war. Es ist nichts Passives, nur Ruhiges, Dumpfes sonder klar, hell und unbehindert. Es ist auch gleich-gültig, welche Ziele wir in Jahren erreichen oder nicht erreichen. ein Grund schöpferischer Stille ist.

Die Form bewegt, wir bewegen die Form. Im Moment dieses Übens können sich die scheinbaren Gegensätze von Aktivität und Stille, krank und gesund, Spontaneität und Erkennen, Innen und Außen lösen. Je mehr Bewegung und Bewußtsein in Einklang sind, desto mehr Energie wird frei. Aus der Übung selbst steigt die Energie im Lächeln, in jeder Gebärde, im Stehen und Sitzen. Diese Energie, auch Freunde, scheint aus sich selbst heraus zu entstehen, wenn wir wach und offen sind, völlig unabhängig von äußeren Umständen. Niemand muß uns belohnen oder befördern, wir müssen uns auch nicht verlieben. Es ist unabhängig von all dem.

So finden wir einen Anfang, eine Spur, die wir auch außerhalb der Übungsstunde aufnehmen können – und immer wieder verlieren. Dann wird wieder alles scheinbar fest und eng. Doch wie in der Übung die steifen Gelenke von innen her gespürt, sich öffnen können, Raum entsteht, ist es auch mit den alltäglichen Situationen. Wenn wir einen Moment innehalten, Stille sein zu lassen, können wir gewahr werden, wie schnell, ja scheinbar verselbständigt sich Erinnerungen, Gedanken, Emotionen, Worte und Gegenworte bewegen und verheddern, zu einem festen Knäuel versteifen. Energie stockt, blockiert. Es herrscht »dicke Luft«. Auch der Körper bleibt als physische Entsprechung nicht davon ausgespart. Die Stockung geschieht innen und außen, vielleicht zwischen uns und einem Freund. Der Vorwurf, daß es schon wieder mal passiert ist, schnürt den Knoten noch fester. Oft genügt es zu schauen, wie wir das tun, wie es entsteht. Allein diese Frage schafft Raum ohne Vorwurf und Verurteilung. Scheinbar festgefahrene »Fakten« und Positionen werden durchlässiger. Wir können uns öffnen, mit uns selbst fühlen und mit dem anderen. So ist zu spüren, wie Energien zwischen zwei menschlichen »Universen« wirken, wie Worte, Bilder, Gedanken und Emotionen wirken. Öffnet sich der Raum, wird Eenergie frei, aktive Stille.

In diesem Zusammenhang ist es interessant zu schauen, was Erinnerung bedeutet. Wenn wir beim Üben mit unserem Geist der Form immer wieder ein Stückchen voraus sind oder ihr nachhinken, so üben wir aus der Erinnerung. Die Form lebt nicht, sie wird zum eingefahrenen

Gleis. Der geweitete Raum wird in diesem Moment enger, die Energie fließt schwächer. In dieser Erfahrung liegt eine große Chance, kein Grund zur negativen Kritik an uns selbst. Gerade die Wiederholung in unserem »Übungslaboratorium« bringt die Erkenntnis, daß wir ja dasselbe auch in anderen Situationen tun. So gehen wir vielleicht unbewußt aus der Erinnerung heraus auf einen Menschen zu und bemerken nicht, wie sie oder er jetzt ist. Wir reden aneinander vorbei und wissen nicht so recht warum. Der Austausch ist gestört. Das zu bemerken ist schon viel. In der Übung können wir bewußt in die bewegte Form zurückkehren, wenn sie uns zur Erinnerung gefroren ist oder ein Tagtraum dazwischen hängt, und Energie durchflutet uns wieder bis in die Zellen.

Überfällt uns plötzlich Müdigkeit, Unlust, ein Gefühl von Enge und Schwere oder aggressive Spannung, auch Resignation, so ist es gut, nicht darüber hinweg zu gehen, ganz gleich wo wir sind und was wir tun. Wir können das als Hinweis nehmen, daß wir stecken bleiben, blockieren, nicht ganz da sind. Ob wir dem nachgehen möchten oder nicht, ist dann eine wirkliche Entscheidung. In der Begegnung mit einem Menschen informiert uns eine solche Wahrnehmung, daß wir nicht offen sind. Vielleicht sind wir in einer Erinnerung oder Vorstellung, beispielsweise einer Verärgerung festgefahren und wollen krampfhaft eine freundliche Form wahren. Kommen wir in Fühlung mit dem Ärger wird er sich verflüssigen, entleeren. Energie wird frei, seelisch wie körperlich. Eine verkrustete Form gibt Raum frei für das, was jetzt entstehen möchte. Die Begegnung wird wieder frisch, zeitlos. Wir sind in der Kraft.

Zhao Jing-Xiang spricht von den sieben Emotionen (vgl. *Yin* und *Yang* und die 5 Elemente) die, wenn wir in ihnen steckenbleiben, im Körper das *Qi* stocken, stagnieren lassen. Mit dem Fliegenden Kranich *Qi Gong* hat er eine Übung entwickelt, die das wahre *Qi* wiederbewegt und harmonisiert. In den aktiven Formen ist es der wache Bewegungsimpuls unseres Bewußtseins, der diesen Strom geweckt hat. Wir haben auch erfahren, daß dieser Strom sich nur öffnet, wenn wir uns lösen, die Kraft sich bewegen lassen. Das erscheint paradox. Sie bewegt sich wir bewegen sie. Ich scheue mich zu sagen, wir kontrollieren sie. Gewaltlose Disziplin, gelöste Festigkeit ist gemeint. Wenn wir die Kraft mit unserem Herzen verstehen, brauchen wir sie nicht zu kontrollieren weder in der Übung noch im Alltag. Zu behaupten, ich habe dies verwirklicht, wäre vermessen, wenngleich mein Herz schon weiß, daß es so ist. Es übt.

In der FORMLOSEN FORM wird die Bewegung vom *Qi*, der Kraft

initiiert. Im zweiten Teil wurde schon ausführlich darüber geschrieben, und ich möchte mich hier nur auf das Wenige beschränken, was noch ungesagt ist. So wie unser Bewußtsein im vorbereitenden Stehen den Weg von innen abtastet, fließt das *Qi*. Stellen wir uns jetzt bewußt das schwingende Pendel vor, so wirkt dies wie ein Impuls an das *Qi*, jetzt allein zu bewegen. Es hilft uns, es, uns gehen zu lassen. Bei der vom *Qi* geführten Bewegung ist es nur unsere wache Offenheit, die den Raum der Übung jetzt aufspannt. Das ist die formlose Form. Formlos ist sie insofern, als daß unser Bewußtsein jetzt nicht mehr von innen her einen Impuls für eine bestimmte Bewegung durch den Körper fließen läßt. Wir lassen es behutsam ins untere Dantian gleiten, sobald das *Qi* von selbst bewegt. Wie in der aktiven Übung zerstreuen wir uns nicht in Gedanken und Gefühlen. Dieser Zustand der wachen Offenheit ist eine Form anderer Qualität, die einer tiefen Selbst-Heilung Raum gibt.

Wir lernen so, aktiv eine Situation herzustellen, Raum zu eröffnen, etwas zu tun (*Yang*), damit es sich von selbst tun kann (*Yin*). Wir tun nichts. Wir können Heilung, Verwandlung nicht tun. Auch die aktiven Übungen waren eine Vorbereitung für diese »Formlosigkeit«, dieses Nicht-Tun. Durch das aktive Üben ist unser Leib durchlässiger geworden, so kann Heilung sich von selbst vollziehen. *Zhao Jing-Xiang* kennt das: »Die Weisheit des Kosmos kann sich im Leib wiederspiegeln.« Dieses Geheimnis des paradox anmutenden Zusammenwirkens von *Yin*, der leeren Kraft und *Yang*, der formenden Kraft, ist nicht mit dem Intellekt zu erfassen. Obwohl es dafür keine verstandesgemäße Erklärung gibt, ist dieses Phänomen nicht mit einer Art Bewußtlosigkeit zu verwechseln. Das Bewußtsein ist ja wach, schaut, als schaute es nicht. Wenn das wahre *Qi* Stauungen und Blockaden aufspürt und an/in ihnen arbeitet, spüren wir die Bewegung innen (Wärme, Ausdehnung, Schmerz, Kribbeln usw.) Sie kann sich nach außen fortsetzen. Das Bewußtsein schützt diesen Raum, in dem das *Qi* arbeitet, mit seiner Wachheit. Werden Bewegungen beispielsweise zu stark im Schaukeln oder Stürzen wir, hilft das Bewußtsein durch einen Impuls *Yungquan* oder *Bai Hui* zu öffnen, und die Arbeit des *Qi* kann sich fruchtbar fortsetzen. Das Bewußtsein ruht danach wieder im unteren *Dantian*.

Wir haben immer wieder gesehen, wie Seelisches und Physisches einander entsprechen. So ist es nicht verwunderlich, wenn abgeschnürte Emotionen, die ja blockierte Energie sind, wieder fühlbar werden. Sie suchen sich ihren Ausdruck, wenn unsere Zellen von *Qi* durchflutet

werden. Auch Bilder, Stimmen, Visionen (vgl. Kapitel zur 6. Form) und
ähnliches sind mögliche Manifestationen von Energie. Einige dieser
Erscheinungen können auch schon beim Üben der aktiven Formen
auftauchen, weil sie ja wahrnehmbare Entsprechungen des inneren
Reinigungs- und Öffnungsprozesses sind. (Beim Üben der Form werden
wir einem Impuls zur freien Bewegung noch nicht nachgeben, sondern
ihn wahrnehmen und in freundlicher Haltung beim Praktizieren der
Form bleiben.) Sie müssen jedoch nicht auftreten. Jeder Mensch übt in
seiner Weise und reinigt sich in seiner Weise. Die allein vom *Qi* geführte
Bewegung durchdringt die Stauungen, die von den aktiven Formen
nicht erreicht wurden. Das wirkt sich auch auf das aktive Üben aus. Es
wird flüssiger durch die Weisheit des *Qi*.

> Je durchlässiger wir für die Strömung des *Qi* geworden sind, desto
> geringer wird die vom *Qi* initiierte Bewegung. Nach einiger Zeit kann
> es vorkommen, daß sie in Meditation in der Stille einmündet. Man
> steht oder sitzt still da, das Bewußtsein liegt im unteren *Dantian*.
> Auch die Atmung wird sich von selbst verändern (vgl. Kapitel 12).

Wir haben nun lesend eine lange Wanderung zurückgelegt. Sie wirkt
wohl wie ein Ausblick, der jetzt noch nicht vom Erleben getragen sein
mag. Der weitere Weg ist nicht geradlinig. Immer wieder wird es
Sackgassen, Umwege, auch Unterbrechungen und Rückfälle geben.
Das braucht uns nicht zu entmutigen. Wir beginnen neu, so wie wir
gerade sind. Erkennen wir unseren Zustand momentaner Verwirrung
oder Entmutigung, umarmen ihn mit wachem, wohlwollenden Verstehen, eröffnet sich in uns der Raum, in dem die wandelnde Kraft wieder
frisch fließt. In den Momenten, in denen Haltung – in Bewegung oder
Stille – und Bewußtsein sich annähern, vielleicht im Einklang sind,
geschieht erst Meditation.

Zhao Jing-Xiang legt seinen Schülerinnen und Schülern nahe zu
meditieren, wenn die Bewegung des *Qi* still geworden ist, falls sie es
nicht spontan tun. Die Wirbelsäule ist dabei gerade, das Bewußtsein
und der Geist unserer Augen ruht im unteren Dantian. Die Zunge liegt
am Gaumen, das Gesicht ist gelöst im inneren Lächeln. Anfänger
sitzen auf der Vorderkante eines Stuhles, Beine parallel und leicht
geöffnet. Damm und Steißbein sind unbelastet, wenn wir unseren
Oberkörper einfühlsam von den Sitzhöckern her aufrichten. Die Handflächen ruhen auf den Knien. Wir versinken nicht in bettschwerer

Ruhe sondern sind in einem Zustand gelöster Präsenz, wacher Offenheit.

Dem Fliegenden Kranich *Qi Gong* liegt die Auffassung zugrunde, daß Energie nicht grob gestaut oder blockiert sein sollte, wenn meditiert wird, weil sonst nicht wirkliche Stille eintritt, sondern nur ein Bemühen um Ruhe. Hier wird deutlich, wie Meditation als östliches Beruhigungsmittel, als Tranquillizer mißverstanden werden kann (mit entsprechender Vermarktung). Auch Betäubung ist nicht gemeint. Nur im Zustand gelöster Präsenz ist Meditation, die der wandelnden, schöpferischen Kraft der Stille Raum gibt. Stille ist nicht dumpfe Ruhe sondern Kraft. Eine gewisse Vertrautheit des Meditierenden mit den Wirkungen von Energie ist also wichtig. So geht die Erfahrung durch den ganzen Leib und bleibt nicht im Kopf stecken. Auch Verkrampfungen, wie sie durch eine sitzende Lebensweise begünstigt werden, lösen sich. Wir erfahren, wie Energie zirkuliert, verstehen zumindest in Ansätzen, wie leibliche, seelische und geistige Ebenen zusammenwirken, einander entsprechen – und setzen uns. Mit dem Körper beginnend, können wir nicht fehlgehen. In der Meditation wirkt die Bestimmtheit des Himmels, Wachheit, zusammen mit der verwandelnden Kraft der Erde, der Offenheit. Letztlich hat die Stillemeditation mehr *Yin*-Qualität, in der die Wachheit des *Yang* verhindert, daß die Offenheit zerfließt, sich in unbewußter Entspannung auflöst. Die aktiven Übungsformen haben mehr *Yang*-Charakter. Die Aufmerksamkeit ist gerichtet und zugleich verhindert die Offenheit des *Yin*, daß die Form, auch unser Bewußtsein sich verfestigen, zu dinghafter Kontrolle degenerieren.

Meiner Erfahrung nach erleben auch Menschen, die für sich schon eine andere Art der Meditation in der Stille gefunden haben, die sechs Übungen des Fliegenden Kranich als hilfreich, weil sie mit dem Körper, der Energie und dem Geist arbeiten. Stille Meditation wird so fruchtbarer – gleichgültig ob wir mit dem Ziel des körperlichen Gesundwerdens üben, um einer seelisch-geistigen Regeneration willen oder ob Meditation für uns innere Wandlung bedeutet.

16. Kapitel

Die Wandlungen

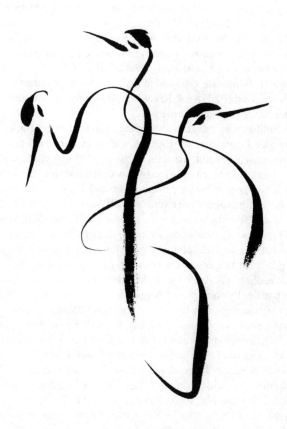

Auf was können wir zurückgreifen, was ist uns schon begegnet, wenn wir uns in dieses unwegsame Gebiet vorwagen? Wir haben von *Yin* und *Yang* gehört, vom Zustand wacher Offenheit, dem Einklang von Bewußtsein und Haltung, in dem Energie aus sich selbst erscheint, ungemacht – wie Freude. Auch daß unser Bewußtsein weiter wird und still, Realität und Konvention in einem anderen Licht erscheinen, ist uns nicht mehr so fremd. Die drei *Dantian*, *Jing*, Qi und *Shen* wurden angedeutet. Worte wie *Dao* und Sinn, sogar Leere, Weisheit und Herz kamen vor. Und letztlich soll Krankheit Ausdruck von Unordnung sein, weil der SINN vergessen worden ist.

Die Entdeckung, daß auch als Anfänger(in) ein frischer Blick wie von jenseits der Gegensätze möglich ist und nicht nur den Erleuchteten vorbehalten sein braucht, hat mein Leben nachhaltig verändert. Manche Lehrer sprechen von einer erleuchteten Geisteshaltung, die jedem zugänglich ist, ja den Weg eröffnet. Licht und Dunkel, Gut und Böse werden nicht geleugnet oder verdrängt. Worauf erst einmal verzichtet wird, ist die Bewertung. Dieser Verzicht eröffnet eine völlig neue Sicht – und Lebensweise. Schöpfung ist nicht, was irgendwann einmal stattgefunden hat, sondern schöpft sich jeden Moment neu. Lösen wir uns vom Standpunkt der Gegensätzlichkeit, verstehen wir *Yin* und *Yang* als zwei unterschiedliche Qualitäten schöpferischer Intelligenz. Der Gegensatz löst sich in der Erfahrung der Energie als Weisheit des Seins. Zu Beginn sind es Erfahrungen von Einsicht, zeitweisen Fühlungen mit dem Sein, die uns geschenkt werden. Hat ein Weiser jedoch diesen Zustand wacher Offenheit im Herzen verwirklicht, läßt er (oder sie) die Frage nach dem Sinn von Leben und Tod hinter sich und wirkt frei in der Welt.

Worum es mir im Folgenden geht, ist die Witterung für die Bedeutungsspuren, die Wirkzusammenhänge hinter den großen Worten und Symbolen zu vertiefen. Es ist günstig, wenn das 5. Kapitel und »Der Fliegende Kranich als gelebte Bewegung« gelesen sind, bevor wir mit den Wandlungen beginnen. Die gelebte Bewegung, auch Meditation, hilft beim Wittern der Bedeutungsspuren. Ich lade Sie ein, mit mir zu teilen, was ich bisher gefunden habe.

Im *Daoismus* geht es um die Zusammenhänge von weiser Ursprungskraft und erkennendem Bewußtsein in einem Zustand. Es soll Anleihen aus dem buddhistischen Tantra gegeben haben. Die alten Verbindungen sind jedoch nicht klar. Daß *Qi Gong* von daoistischen und buddhistischen Mönchen entwickelt und geübt wurde, ja wird, ist dokumentiert (vgl. Teil I) *Zhao Jing-Xiang* besuchte Meister, die auch heute noch versteckt in chinesischen Bergklöstern leben und wirken. Auch Christen dürfte die Verbindung von Bewußtsein und Energie nicht völlig fremd sein.

In der Bibel wird geschrieben, wie Christus kraft seines Zustandes Kranke geheilt, ja Tote wieder zum Leben erweckt hat. Sein Körper, so wird berichtet, erscheint seinen Jüngern als Licht. Krishna Murti, ein Weiser unserer Zeit, der sich von allen Traditionen losgesagt hat, schildert seine Erfahrung als Einsseins von Energie und Bewußtsein. Er entschied sich jedoch, nicht Kranke zu heilen, als er auch die körperlich heilende Wirkung der Kraft bemerkte, sondern blieb dabei, den Menschen durch Arbeit am Bewußtsein zu helfen.

Es geht also letztlich um das Erfahren von Bewußtsein als wahre Energie und wahre Energie als Bewußtsein. Die Bilder und Konzepte des Daoismus, die in diesem Buch über *Qi Gong* herangezogen werden, sind als Hinweise auf eine Wahrheit zu verstehen, weiter nichts. Wahrheit läßt sich nicht in dingfesten Ideologien einfangen. Sie ist unabhängig davon, wie wir sie aufgrund unserer Erziehung und Neigung benennen. Verstehen wir Worte und Symbole in dieser Weise, werden wir uns nicht so leicht verirren und alte Denkgewohnheiten, Geschichten, mit denen wir uns krank gemacht haben, durch neue ersetzen. Es geht nicht um ein religiöses Bekenntnis, das sich für oder gegen ein anderes stellt. Auch würde uns die Erwartung von sensationellen Wirkungen und Erfolgen hindern zu verstehen, offen zu sein dafür, wie wir sind. Das Geheimnis liegt in den kleinen Situationen des alltäglichen Lebens, in denen wir wach sind dafür, wie unser Bewußtsein, Gefühle, Denken, unsere leibliche Verfassung und Energie zusammenwirken.

Mit der Beschreibung der drei Prinzipien *Jing*, *Qi* und *Shen* werde ich fortfahren, bevor wir auf die Grundkräfte von *Yin* und *Yang* zurückkommen. Die drei Dantian sind im Kapitel über die Meridiane (Abb.23, S.52) behandelt worden. Dem unteren Dantian wird das *Jing* zugeordnet.

In seiner groben Form manifestiert es sich als körperliche Substanz, als Ei- und Samenzelle und sexuelle Kraft. In seiner feineren Form ist es das, was dem Körper Form und Substanz gibt; es ist der Bauplan, die materielle Essenz. Auf der kosmischen Ebene ist es das, was dem ursprünglich undifferenzierten Leeren spürbare Form verleiht. Ich nenne es hier zusammenfassend das stoffliche Prinzip, weil es die dichteste Form von Energie ist.

Dem mittleren *Dantian* wird das *Qi* zugeordnet. Obwohl wir seine Wirkung physisch spüren können, ist es seinem Charakter nach nicht begreifbar. Dem Stück Lehm wird das Leben eingehaucht. Und dieses Leben manifestiert sich durch *Yin-Qi* und *Yang-Qi*. Auch hier wird die mehr physische Wirkung des *Qi* im einzelnen Organismus als grobe Ebene betrachtet, während die seelische Wirkung die feinere Ebene ist. Auf der kosmischen Ebene geht es um das Zusammenwirken der beiden Kräfte schlechthin. Sie erscheinen hier als Ursprung des Ganzen, aus der leeren Kraft. Worum es auf allen Ebenen geht, ist das sowohl gleichzeitige als auch wechselhafte Zusammenspiel von *Yin* und *Yang* als Grundrhythmus des Lebens und aller Erscheinungen. Auf der mittleren Ebene des *Qi* treten sie jedoch in besonderer Weise in Erscheinung. Ich bezeichne diese Ebene zusammenfassend als das dynamische Prinzip, weil das Fließgleichgewicht, die dynamische Ausgeglichenheit von *Yin* und *Yang* ihm zugrundeliegen.

Dem oberen *Dantian* wird das *Shen* zugeordnet. *Shen* kann als Bewußtsein oder Geist verstanden werden. Diese Kraft ist überall zugleich. *Yin* und *Yang* gelten als in *Shen* aufgehoben, weil sie schon qualitativ gerichtete Kräfte sind. Manche daoistischen Lehrbücher sagen auch, *Shen* sei ihnen übergeordnet, die Wirkung des *Yin* und des *Yang* in *Shen* enthalten. Shen manifestiert sich im Individuum als individuelles Bewußtsein, auf einer weiteren Ebene als überindividuelles oder transpersonales Bewußtsein und auf der letzteren Ebene, fast ist es vermessen hier von Ebene zu sprechen, als leeres Urprungsbewußtsein. Im oberen *Dantian* kehrt *Shen* zur Leere (*Shu*) zurück und erschließt die Weisheit. Die Weisheit offenbart sich dem Geist. Hier fasse ich *Shen* als geistiges Prinzip zusammen.

Die drei *Dantian* können wir uns wie Tore vorstellen, die nur in Erscheinung treten, sich öffnen, wenn etwas fließt. Einerseits beeinflussen sie einander, andererseits sind sie als Entsprechungen auf unterschiedlichen Ebenen zu verstehen. *Zhao Jin-Xiang* erklärt, daß im

256

Laufe des beharrlichen Übens nicht nur die drei *Dantian* und alle Energiebahnen sich öffnen sondern der ganze Leib durchlässig wird. Grundlage für diese Prozeß ist ein starkes *Jing*, das im unteren *Dantian* in *Qi* verwandelt wird. Aus diesem Grund wird Anfängern nahegelegt, ihr Bewußtsein und damit alle Kraft in dieses Elexierfeld zu legen. Es geht also zuerst darum, die physische Ebene als Ganzes zu pflegen und zu stärken, den Körper zu verstehen. Das ist nur möglich, wenn wir auch unser Herz und unseren Geist sammeln. Es wird deutlich, daß von Anfang an alle drei Ebenen verbunden sind. Sammeln wird die Kraft im unteren *Dantian*, so wirkt es sich auf alle anderen aus. Es ist gut zu erfahren, wie kostbar unser menschlicher Körper ist. Darin liegt innere Schönheit, aus der heraus wir nicht mehr blind im Körper »gefangen« sind, weder durch Faszination noch durch Verachtung. Die *Dantian* werden auch als Brennöfen oder Elixierfelder bezeichnet, in denen Verwandlung geschieht. Sie sind die Tore, in denen die ichzentrierte Persönlichkeit geöffnet wird. In einer späteren Phase der Übung steigt *Qi* ins mittlere *Dantian* am Boden des Herzraumes. Hier wird *Qi* in *Shen* verwandelt. Das dynamisch-seelische und das geistige Prinzip verschmelzen. Jetzt können wir ahnen, warum in den östlichen Wegen immer wieder von Herzgeist gesprochen wird.

In dieser Art des *Qi Gong* wird besonderer Wert auf den *Zhonmai* gelegt, die zentrale, mittlere Energiebahn. Sie verbindet alle drei *Dantian*. Damit greift *Zhao Jing--Xiang* auf sehr alte daoistische Quellen zurück. (In neueren Strömungen etwa des *Dao Yoga* wird dieser mittlere Kanal nicht mehr erwähnt. *Hua-Chin Nan*, ein lebender daoistischer Meditationsmeister, erklärt, daß diese mittlere Bahn wohl dem Hauptenergiekanal des buddhistischen und hinduistischen Yoga entspreche. Es ist interessant, daß sich hier scheinbare Widersprüche zu anderen feinstofflichen »Systemen« lösen. *Hua-Chin Nan* gibt an, daß wenn *Du Mai* und *Ren Mai*, also der kleinere Kreislauf der *Daoisten* sich öffne, auch die zwei Bahnen links und rechts des mittleren Kanals sich öffnen, von denen in dem Yoga gesprochen wird. Umgekehrt öffnet sich der kleine Kreislauf, wenn die zwei seitlichen Kanäle durchlässig sind.) Im Unterschied zum indischen Hatha Yoga wird beim Fliegenden Kranich viel Wert auf die Füße gelegt. Der feste Stand auf dem Boden ist die Basis. In dieser Weise hebt die Übung nicht »ins Kosmische« ab, auch das alltägliche Leben wird auf die Füße gestellt. Das letztere ist ja durchaus nicht so selbstverständlich, weil wir die Energie als Ich-Wille und -Denken oft vom Boden heben. Suchen wir dann aus diesem Zustand heraus »die Höhe des Spirituellen«, trennen wir uns nur noch mehr vom Boden, der Erde. Wir erliegen so leicht der Täuschung, daß hell oben, dunkel unten ist.

Die folgende Abbildung zeigt das Zusammenwirken der drei *Dantian* und der drei Prinzipen. Im Wandlungsprozeß kann es zu ungewöhnlichen Phänomenen kommen. Sie werden in dem Kapitel zur 6. Form ausführlich beschrieben. Anfänger legen ihre Achtsamkeit ins untere Dantian, wo *Jing* sich in *Qi* verwandelt.

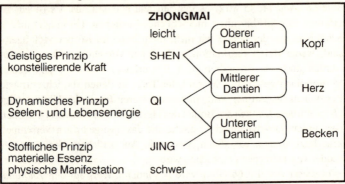

Wenn *Shu* »erscheint«, verwandelt sich damit alles andere. Die Formen existieren (*Yang*) und sie existieren nicht (*Yin*). Die Leere, die Weisheit gilt als geheimnisvolle Quelle. Sie ist nicht einfach leer im gewöhnlichen Sinne, sondern wahre Energie. *Jing*, *Qi* und *Shen* kommen fortwährend aus ihr und kehren in sie zurück.

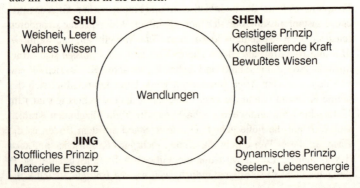

Wenngleich *Yin* und *Yang* besonders auf der Ebene des *Qi* herausgehoben werden, so wirken diese beiden Qualitäten jedoch auf allen Ebenen. Ihr Zusammenwirken ist die Quelle jeglicher Manifestation. Im letzten Kapitel haben wir gesehen, wie im Atmen der Lungen und auch der Zellen dieses Zusammenwirken auf einer sehr elementaren Ebene offenbar wird. In der Haltung zeigt es sich im Wechsel als Lösung und Spannung, Stille und Bewegung und in Gleichzeitigkeit als gelöste Grundspannung und Stille in der Bewegung. Auf der Ebene des Bewußtseins zeigt sich das Zusammenwirken als Offenheit und Wachheit. Die Harmonie von *Yin* und *Yang* bedeutet nicht ihre Auflösung. Ihr Zusammenwirken im Einklang geht über Dualität und Gegensatz hinaus, über das Sein, die leere Ursprungskraft, und das Bewußtsein, die erkennende Kraft. Gemeint ist die eine Wirkung der zwei Qualitäten in einem Zustand.

Eine Geschichte von Hakuin Zenshi, die Graf Dürckheim erzählt hat, mag helfen, ein Licht auf diesen Zustand zu werfen. Hukuin Zenshi war ein berühmter Zenmeister im alten Japan. In seiner Jugend hatte er einige Jahre auf das Strengste geübt und erfuhr einen Durchbruch zur Erkenntnis des Wesens von Leben und Tod. Dennoch fühlte er sich in den Handlungen seines täglichen Lebens nicht frei. Stille und Bewegung waren nicht in Harmonie. Er machte noch einmal eine ungeheure Anstrengung. Fastete, schlief kaum. Saß aufrecht und meditierte. Bald wurde er krank. Die inneren Organe versagten ihren normalen Dienst, er hatte Angst, sah Bilder und hörte Stimmen, ihm brach der Schweiß aus. Er war darauf nicht vorbereitet. Verzweifelt suchte er Hilfe bei Lehrern, Meistern und Ärzten im ganzen Land. Endlich fand er einen Eremiten, der ihm helfen konnte. Dieser Eremit erklärte ihm, daß er das Feuer der Erkenntnis habe steigen lassen (*Yang*) und das kühle Wasser des *Yin* habe versinken lassen. Seine Füße seien leer, sein Herz und sein Geist heiß. *Yin* und *Yang* durchdringen einander nicht. Der obere Leib ist *Yang*, der untere Leib ist *Yin*. Streben sie auseinander, bedeutet das den Tod. Er habe zu viel Beobachtung im Kopf, im Geist betrieben, anstatt zu schauen als schaute man nicht. Jetzt könne ihn nur retten, das kühlende Wasser steigen zu lassen und das Feuer in den unteren Leib und die Fußsohlen zu legen. Er solle jeden Tag seine Fußsohlen, seine Beine und Lenden befragen, was sie ihm zu sagen hätten. So durchdringen sich *Yin* und *Yang*. Die Energien tauschen sich aus. Der Unterleib, *Yin*, ist voll und warm, der obere Leib, *Yang* ist dann leer und kalt. Hakuin Zenshi rettete sich in dieser Weise und gewann tiefe Erkenntnis.

Im *I Ging* bedeutet das Zeichen ☷ Frieden, Fließen, das Zeichen ☰ Stockung, Gegensatz. Hier deutet sich an, daß mit der Umkehrung gearbeitet wird, ganz leiblich und natürlich dementsprechend auch im Bewußtsein. Es wird deutlich, daß langläufige Bewertungen und Gleichsetzung von gut, oben, bewußt und Geist auf der einen Seite und schlecht, unten, unbewußt, Materie auf der anderen nicht zutreffen. Benutzten wir sie, sind wir auf der Ebene der Gegensätze, der Stockung und damit nicht frei. Unser Geist fliegt hoch. Die Umkehrung bedeutet nicht, daß wir einfach umgekehrt bewerten. Wenn im Zeichen Frieden ☷ *Yin* oben und ☰ *Yang* unten erscheint, so meint dies zunächstmal die Leerheit von Bewertung. Die Bewertung bedeutet die Teilung der Welt: Ich bin da. Und alles da draußen, von dem ich glaube, daß es mich bedroht, mich schädigt, ist schlecht, böse und dunkel. Es macht mir Angst. Auch alles, was ich nicht kenne, was mir fremd ist, könnte mich bedrohen, ist also böse. Und das Entsetzlichste ist der Tod – er vernichtet mich. Ich schaue nicht hin, sondern bekämpfe oder dränge weg. Der Raum, in dem ich mich bewege, wird enger und die Zeit schneller. Alles, was mich belohnt, leben läßt, fördert, was mir angenehm ist, mich bestätigt in meiner Existenz, ist gut, lieb und hell. Auch wenn ich mich gerade auf der Sonnenseite des Lebens befinde, also alles habe, was ich will, bin ich in diesem Zustand nicht frei. Auch bewerten wir uns selbst, fallen in Gut und Böse, Hell und Dunkel, Oben und Unten, Zusammenreißen und Auflösung auseinander. Wir sind bei dem Ur-Fehler, der Ur-Geschichte angekommen. Der Schlüssel liegt in der unbewußten Identifikation, dem unbewußten sich identisch machen im Unterschied zum bewußten identisch sein.

Vielleicht wird es und helfen, das Bild des Zunehmens und Abnehmens des *Yin* ☷ und *Yang* ☰ aufzugreifen (vgl. Kapitel 5), um das Problem etwas klarer zu sehen. Der Kreislauf der acht Hexagramme kann in zweifacher Weise verstanden werden, und ich hoffe, mir wird es gelingen, sie in kurzen Worten zu beschreiben. Im Grund ist dieses Thema in ein paar Seiten nicht zu entfalten und dennoch mag eine Andeutung die Richtung erkennen lassen.

Zum einen können die acht Hexagramme als das Werden und Vergehen des »gewöhnlichen« Menschen gesehen werden, als der evolutionäre Kreislauf der Existenz. Leben taucht auf, wird fest und vergeht. Zum anderen werden die acht Hexagramme von den Weisen auch als Weg der Umkehrung beschrieben. Das geschieht, wenn die Form des Lebens als Manifestation der leeren Kraft, der Weisheit erkannt wird. Die Evolution erscheint dann in einem anderen Licht. Sie wird damit nicht in einem nihilistischen Nirwana »abgeschafft«, sondern wird, wie die Weisen sagen, in ihrem wahren Sinn erkannt. Der Kreislauf wiederholt sich nicht blind. (Die Auffassung findet sich auch im Buddhismus wieder. Die Umkehrung der gewöhnlichen Evolution ist das Drehen des Dharma-Rades.)

Wir beginnen mit der ersten Sichtweise. Ein Mensch kommt in die Welt, lebt und stirbt. Das Kind wird aus der leeren Kraft geboren. Sie manifestiert sich in *Jing*, *Qi* und *Shen*. Im Beginn sind diese drei Schätze eins. Der Urzustand ist also Offenheit, die alles ist. Reine Energie. In den inneren Lehren des *Daoismus* heißt es: »Die eine Energie ist Substanz, dies ist die wahre Leere, die wahre Energie.« Nun differenziert sich diese eine leere Energie. Auf der Ebene des Menschen sind Schwangerschaft und Geburt erster Ausdruck davon. *Jing* gibt Substanz, *Qi* haucht Leben ein und *Shen* verdichtet sich langsam zum menschlichen Bewußtsein. Das Bewußtsein nimmt die Welt wahr, durch den Körper, durch die Sinne. (Auffassungen über Widergeburt, die auch in manchen daoistischen Strömungen auftauchen, lasse ich jetzt beiseite, damit das Gemeinte deutlicher wird. Auch ist ungeklärt, ob in der frühen Kindheit nicht auch außersinnlich wahrgenommen wird – also Energien auf unkonventionelle Weise wahrgenommen werden, diese Fähigkeit jedoch mit Einsetzen der Erziehung zu einer bestimmten Art der Wahrnehmung »vergessen« wird.)

Dieses Bewußtsein erfährt, daß es Schmerzen gibt und Freude, Angenehmes und Unangenehmes, kalt, heiß, innen und außen. Innen ist Hunger, Nahrung kommt von außen. Es lernt, daß es einen Namen hat und einen Körper. Wie es ihn wahrnimmt, wie es in ihm ist, entwickelt sich im Austausch mit den Eltern und damit der Kultur. Angenehm und unangenehm erscheinen ihm an bestimmte Bedingungen, Konditionen gebunden, die es zu beachten gilt – die Gebote der Eltern bis hin zu kultureller Prägung. Auch wird wieder erkannt, was Freude gemacht hat. Es erinnert sich an frühere Freuden und Leiden und will sie wiederholen oder vermeiden.

Dieses Bewußtsein von sich gewinnt immer festere Form ☷☶ ☶☷ ☶☷ usw., die sich im Zustand des persönlich werdenden Körpers zeigt. Er entwickelt sich ja entsprechend der Lebensgeschichte. So wie auch die Energie entsprechend der durchlebten oder gestauten Emotionen fließt oder behindert ist. Bleibt dieses Bewußtsein in den kindlichen Gewohnheiten stecken, lebt es unbewußt das Leben seiner Eltern. Es bleibt unbewußt mit ihren Meinungen über die Welt, also deren Lebensform, identisch, – oder es rebelliert gegen sie, womit es immer noch mit den Werten der Eltern ringt. Es bewegt sich im Raum, der durch die Eltern festgelegt ist und spielt ihre Geschichte. Bemerkt das Bewußtsein diese Art der Unfreiheit, geht es vielleicht darüber hinaus und sucht seine eigene Art, das Leben zu gestalten. Findet eigenen Raum, eigene Grenzen. Wir haben gesehen, wie ☰ *Yang* immer stärker wird, wenn das bewußte Wissen sich formt. Dieses bewußte Wissen ist davon überzeugt, daß es eine feste Existenz hat und schließt sich damit nach außen ab. Es fragt nicht, wer da sieht, hört, wünscht, leidet, sich freut und rebelliert. Das bewußte Wissen identifiziert sich mit seinem eigenen Inhalt, steckt sein Territorium ab. Der Gedanke, das Gefühl, die Erfahrung »Ich« ist zentraler Inhalt, zentrale Geschichte des bewußten Wissens. Und das bewußte Wissen macht sich mit dieser zentralen Geschichte, dem »Ich« identisch. Das ist der eingeschränkte Raum, in dem es lebt. Bleibt es in dieser Konditionierung stecken, fühlt es sich vom Fremden, auch vom Tod bedroht, verliert sich in immer neuen Gelüsten und Zielen, die für das Ich angenehm sind, es vergrößern. Indem dieses bewußte Wissen diesem Irrtum verfällt, wird Energie verschwendet. »Ich« muß kontrollieren, damit das, was »Ich« bedroht, »Ich« fremd ist, »Ich« nicht unterkriegt. Die Überspannung kann sich nicht mehr lösen.

Wird die Konditionierung, die verfestigte Geschichte, nicht mit dem Herzen durchschaut, wird das Ich letztlich Opfer, wenn Verfall einsetzt, *Yin* steigt ☱ ☶ ☴ usw. *Yin* erscheint dem Ich als Angst vor dem Tod, vor Vernichtung, vor der Auflösung. Der Raum wird immer enger. Die Bedrohung des Ich durch Gelüste, Sexualität, das »verführerische Weibliche«, ja durch die Lebenskraft in den Tiefen des eigenen Organismus muß kontrolliert, gemeistert werden. All das verbraucht das Lebens-Qi, um die Verspannung des Ich als feste undurchlässige Form aufrecht zu erhalten. Krankheit und Tod werden bekämpft, bis ☷ . Der Kampf ist zu Ende.

So wird in den Inneren Lehren des *Daoismus* die Evolution ohne wahres Wissen gesehen, wenn es nicht verstanden wurde, *Yin* und *Yang* zu harmonisieren. Sie fallen auseinander durch die Konditionierung des Bewußtseins (bewußten Wissens) heißt es. Die Konditionierung besteht darin, daß das wahre *Yang*, bewußtes Wissen, seinem eigenen Inhalt zum Opfer fällt. Mit dem Inhalt ist auf der Ebene des Menschen wie gesagt, primär das Ich als *undurchlässige* Form gemeint. Das Paradoxe ist, daß es im Grunde Manifestation aus der leeren Ur-Energie ist und sich zugleich gegen sie stellt. Das wahre *Yang* wird zum falschen *Yang*, das wahre *Yin* zum falschen *Yin*. »Dem konditionierten Auge erscheint das wahre Wissen als Dunkelheit.« In dem Moment, wo das bewußte Wissen Energie als Ich zum verfestigten Inhalt einschließt, wirft es den ersten Schatten. Es ist also das Ich, das den Schatten nach außen wirft. Da das Ich nicht bemerkt, daß es selbst den Schatten wirft, die Geschichte formt, meint es, der Schatten, das Dunkle bedrohe es von außen. Wird nun das Lebens-*Qi* benutzt, um diese Illusion zu verstehen, zu erkennen, wird die Form, das Ich durchlässig. Das wahre Wissen erscheint durch das bewußte Wissen. Grenzen sind (*Yang*) und sind nicht (*Yin*). Die Lebens-Energie fließt frei und richtet sich nicht mehr gegen sich selbst.

Mit der Durchsetzung einer konfuzianischen Gesellschaftsordnung geht eine Veränderung in der Auffassung des *Dao* einher. Das geistige Prinzip wird schlechthin mit männlich, Himmel, einem allein Schöpferischen identifiziert. Damit entsteht eine feste Form auf höherer Ebene mit ihrem entsprechenden Schatten. Es ist, als werfe ein solcher Himmel seinen eigenen Schatten auf die Erde. Über das Wesen der Erde, der leeren Ur-Kraft ist damit im Grunde nichts gesagt. Der Schatten einer Wahrheit wird für die Wahrheit gehalten. *Yin* (*Kun*) wird nicht verstanden und damit auch *Yang* (*Qian*) nicht. (Yin und Yang, weiblich und männlich, sind mit Mann und Frau nicht gleichzusetzen. Es geht um *Yin* und *Yang* als Kräfte, die in jedem Menschen erscheinen, in jeder Person in charakteristischer Weise zusammenwirken.) So kommen diese Konzepte im Kleid patriarchaler Verformung bei uns im Westen an. Das ist schade und lindert das Leiden der heutigen Menschen nicht. Die Kraft des *Yin* degeneriert zum rein Empfänglichen, Dunklen, das das *Yang* nährt oder bedroht. So bleibt das Licht des schöpferischen Ursprungs verborgen.

Abschließend gehen wir zur Sichtweise der acht Hexagramme des Zunehmens und Abnehmens von *Yin* und *Yang* als Weg der Umkehrung über. Das Gefangensein in der gewöhnlichen Evolution wird gelöst. In den Inneren Lehren des *Daoismus* heißt es: »Die sonnige *Yang*seele repräsentiert das Feinste des bewußten Wissens und die *Yin*seele des Mondes das Licht der Weisheit, des wahren Wissens. Ohne das Licht der Weisheit kann das bewußte Wissen nicht weit sehen. Ohne die Manifestation im bewußten Wissen kann das wahre Wissen sein Licht nicht offenbaren. Das bewußte Wissen fliegt leicht hoch und verdrängt das wahre Wissen. So wird das wahre Wissen bedeckt und versinkt als Unbewußtes.« Genau das geschieht in der »gewöhnlichen« Evolution. Wenn *Yin* und *Yang* so auseinanderfallen, also das bewußte Wissen seinen Schatten wirft, erscheinen die fünf Elemente, die Emotionen, als Rebellen. Sie bleiben im engen Raum des Ich hängen und richten im jeweils entsprechenden Körperorgan Schaden an. Begibt sich das Bewußtsein in die Tiefe und versteht es, anstatt sie ichhaft zu bekämpfen, sie zu kontrollieren, verwandeln sich die Elemente, die Emotionen in die fünf Tugenden. Die fünf Elemente fördern einander, wirken fließend zusammen. Vielleicht ahnen wir, was mit diesem Zustand gemeint ist, in dem es keinen Widerstand mehr gibt. Begierde wird zur Freude. Sanftheit wird nicht mehr als Unterwerfung mißverstanden, Offenheit als Schwäche fehlbewertet, freudiges Entgegenkommen nicht als pflichtgemäßes Dienen verdreht. Lust wird zur Wonne, Grübeln und zwanghaftes Denken verwandelt sich in Meditation. Das Denken arbeitet nur dort, wo es fruchtbar ist. Hier wird deutlich, daß es sich jetzt um einen »Kreislauf« völlig neuer Qualität handelt. Indem das bewußte Wissen sich in die Tiefe begibt, entleert es sich vom verfestigten, konditionierten Inhalt. Es wird durchlässig und damit weit. Aus der Tiefe steigt das wahre *Yang* ohne Begierde.

Im Daoismus wird häufig das Bild des spirituellen Embryo gebraucht, der aus der Einswerdung der leeren Kraft, dem wahren Wissen und der erkennenden Kraft, dem bewußten Wissen entspringt, so wie der Embryo aus Fleisch und Blut sich aus der Verschmelzung des unterschiedlichen genetischen Wissens von Ei- und Samenzelle entwickelt. Der Embryo ist ein Symbol für den Zustand jenseits von Konditionierung. *Jing* verwandelt sich in *Qi*, *Qi* in *Shen*. Ist das wahre *Yang* voll ☰ , kann es die Weisheit erschließen. Das Erschließen von *Shu* geschieht durch das Stillwerden des Geistes in der fortgeschrittenen Meditation. Nur so gibt sich die hervorbringende Quelle, der Ursprung als Licht zu erkennen. Ist der Geist in diesem wachen, gesammelten Zustand, vernichtet die Leere nicht. Diese Wachheit bedeutet hier, daß der Geist keinem konditionierten Bewußtseinsinhalt mehr zum Opfer fällt, dem falschen *Yin*. Das ist die wahre Stärke, die nicht aus der Gewalt des Willens, der Begierde kommt. Der aktive Geist muß still und leer werden, so erfährt er die Weisheit. Das steigende *Yin* zeigt sich jetzt als die wahre Leere und nicht mehr als Vernichtung im Tod, der falschen Leere. »Der leere Raum wird weiß und die 100 Adern bleiben still. Leere.« So *Wu Hui Xue*. Sieht man die Leere nur als leer, ist sie nicht echt. »Ich der echten Leere gibt es keine Leere, sondern nur Energie. Das ist die heilige Energie. Dieser Energie-Kreislauf ohne Anfang und Ende macht nicht mehr leer.« Der Geist kehrt zum Ursprung zurück. Er wird in der Kraft des Offenen heil. Nur so kommt die wahre Kraft ins Sein.

Der wahre Mensch, so wie ihn die Daoisten beschreiben, lebt in der Welt ohne sie zu imitieren. Er lebt aus der Spontaneität des *Dao*, das wahre Wesen der 10000 Dinge erkennend. Er ist mit allem identisch, offen, und identifiziert sich mit nichts, ist wach. Wird dieser Zustand erreicht, hat sich das Werk vollendet. *Yin* und *Yang* sind vollkommen harmonisiert. Das wahre Licht der leeren Ursprungskraft wird bewußt durch das Licht der Erkenntnis. Weisheit und Geist erscheinen als das eine Herz. Ist das der SINN?

In den beiden folgenden Tabellen habe ich versucht, für eine vertiefte Betrachtung der Qualitäten des *Yin* und *Yang* zum ersten die Qualitäten des Yin und Yang vom Zustand des Fließgleichgewichts der sich umkehrenden Evolution zu zeigen und zum zweiten vom Zustand der Gegensätze her. Vielleicht braucht die Betrachtung der Listen etwas Zeit, damti sie wirken können. Die Tabellen werfen auch ein neues Licht auf gängige Interpretationen des I Ging.

Yin und Yang erkennen einander in einem Zustand:

Der Frieden – Das Fließen
Wonne des leeren Herzens

Yin	Yang
Weisheit	Erkennen
wahres Wissen	bewußtes Wissen
wahres Licht	bewußtes Licht
Absolutes	Relatives
Sein	Bewußtsein
Nicht-Sein	Sein
Subjekt (Ursprung)	Objekt (Hervorgebrachtes)
Objekt (der Erkenntnis)	Subjekt (der Erkenntnis)
Licht des Ursprungs	Licht der Erkenntnis
das Namenlose	das Wort
Ewigkeit	Zeit
schöpferische Stille	schöpferische Bewegung
Nicht-Tun	Tun
Meditation	Aktivität
Offenheit	Wachheit
wahre Energie	bewußte Energie
Spontaneität	sachkundige Mittel*
Energie	Manifestation
Form in der Leere	Leere in der Form
Wasser	Feuer
Leere	Form
Kraft der Verwandlung	Kraft der Bestimmtheit
Erde	Himmel
Mond (Verwandlung, Leere)	Sonne (Bestimmtheit, Form)
Weise Ursprungskraft	Geistige Kraft
Hingabe	Aufgabe
sich offenbaren, zu erkennen geben	Verstehen/Eindringen/Erkennen
Tiefe (des Wissens)	Höhe (der Erkenntnis)
fruchtbar sein	befruchten
Eizelle	Samenzelle
Lösung	Spannung
Ernährung	Reinigung

* Das »Gong« im »Qi Gong« kann als sachkundige Aktivität übersetzt werden

Das Leben in Gegensätzen ist Verschwendung von Energie, unnötiges Leiden.

Die Stockung

falsches Yin   falsches Yang

Dunkel	Licht
Unbewußtes	vom Ich Gewußtes
Materie	Geist
Dienen	Herrschen
Chaos	Ordnung
Verfall	Schöpfung
Angst vor dem Tod	Gier nach Leben
Empfangen	(Er)zeugen
Passivität	Manipulation/Kontrolle
Körper	Geist
Böse, Sünde	Gut, Tugend
Hexe	Priester
Chaos/Auflösung	Erzwungene Ordnung/Überspannung
Besitz	Besitzen
Ohnmacht	Macht
Blinde Gefolgschaft	Diktatur/Tyrannei
Versinken	Erobern
Unten	Oben
Hilflosigkeit	Kontrolle
Opfer	Täter
Schwäche	Stärke
Unlust	Lust
Krankheit	Gesundheit

17. Kapitel

Bemerkungen zu außergewöhnlichen Zuständen

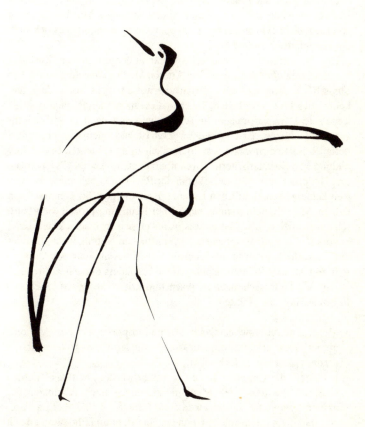

Die Verwandlung von Energie kann von Erscheinungen begleitet sein, die mit der Sinneswahrnehmung, wie wir sie normalerweise kennen, nicht zu erklären sind. Auch Disharmonien und Störungen sind nicht als krankhaft sondern als Ausdruck von Reinigung zu verstehen. Im Kapitel zur 6. Form wurden viele der Phänomene beschrieben. Sie sind nicht nur bei Menschen, die Qi Gong üben möglich. Wenn immer diese Art der Energiewandlung geschieht, können sie auftreten. Das ist durch andere Übungen, die einen tiefen leibseelischen Reinigungsprozeß initiieren, beispielsweise beim längeren Fasten oder einfachem Sitzen in Stille ebenso möglich, auch wenn ein plötzlicher Drang zu von innen geleiteten Bewegungen oder das Hören von Klängen, Stimmen, Musik oder Sehen von Licht nicht »vorgesehen« ist. Im oben Gesagten handelt es sich nicht um krisenhafte Zustände.

Es kann vorkommen, daß sich spontan außergewöhnliche Zustände manifestieren *ohne* daß irgendeine Art von Meditation geübt wurde. Ein Mensch ist dann auf diese Erfahrungsweisen nicht vorbereitet und könnte sich für gestört halten. Tauchen diese spontanen Reinigungssymptome sehr stark auf, mag er an seinem Verstand zweifeln und sich für »verrückt« halten. Erst in neuerer Zeit ist begonnen worden, solche tiefen Reinigungsprozesse wissenschaftlich zu untersuchen. In der Ausbildung von Sozialarbeitern, Psychotherapeuten, Ärzten, Psychologen und Heilpraktikern sind sie bisher in der Regel nicht behandelt worden, weil keine wissenschaftlichen Erkenntnisse vorlagen. So kommt es vor, daß ein Mensch, dem spontan ein solcher Reinigungsprozeß widerfährt, fehldiagnostiziert wird, besonders wenn er sich in einer akuten Krise befindet. C.u.S. Grof, sprechen vom spirituellen Notfall, wenn der oder die Betroffene in ihrer alltäglichen Lebensbewältigung stark eingeschränkt ist, weil Reinigungsphänomene besonders intensiv auftreten.

Aus den Untersuchungen zu Wachstumskrisen dieser Art lassen sich folgende Hinweise ableiten:

- Menschen, die eine geregelte Meditationspraxis welcher Art auch immer, üben, erleben zwar langsame Veränderungen, größere, gravierende Krisen sind jedoch selten.
- Personen, die von einer Krise überrascht wurden, half das Erlernen einer für sie passenden Meditationsübung – nach Abklingen der akuten Symptome. Die frei werdende Energie ist Intelligenz anderer Art. Sie kann durch solche Übungen eine Bahnung finden und damit

fruchtbar werden. Solch ein Prozeß ist ja ein großes Geschenk, eine tiefe Wandlung. Nur wenn der Prozeß als solcher nicht erkannt ist, erscheint er als Fluch. Vielleicht verlangt diese Intelligenz in einer helfenden Tätigkeit, künstlerischem Wirken oder beidem nach ihrem Ausdruck. Tun sich neue Begabungen auf, können sie in einer Haltung der Dankbarkeit entwickelt werden. Sie als persönliches Verdienst zu werten, ist gefährlich. Bleibt der betreffende Mensch in der Faszination oder einem Gefühl persönlicher Aufwertung stecken, wird der Reinigungsprozeß blockiert.

- Bei akut ausgeprägten Symptomen einer Verwandlungskrise wie etwa Ver-Wirrung, beschleunigtem oder verlangsamtem Denken, haben sich körperliche Arbeit und Sport bewährt. Der Körper wird so in allen Funktionen vital angesprochen. Körperliche, seelische und geistige Ebene arbeiten zusammen.
- Falls der Prozeß zu schnell vor sich geht, ist es günstig, mehr zu essen und zwar Getreideprodukte und Fleisch. Süßes, viel Obst und leichte Kost wirken eher beschleunigend.
- Überlastungen und Hektik sind zu vermeiden,
- ebenso Kaffe und schwarzer Tee, alles was aufputscht.
- Intellektuelle Arbeit ist wohl zu dosieren.

Worum es geht, ist ein Ausgleich auf einer tieferen Ebene. Die Weisheit will sich manifestieren, bewußt werden. Sowohl rationales Verschließen vom Verstand her als auch schwärmerisch-fasziniertes Sich-Auflösen gefährden einen Menschen, dem dieses Geschenk widerfährt. Am besten ist es, sich der Reinigung und all ihren Erscheinungen zu öffnen, also keinen Widerstand zu leisten und bewußt einen passenden Ausdruck für die Weisheit der Kraft entstehen zu lassen.

IV. Teil

Anhang

Zhào Jin Xiang – der Begründer des Hè Xian Zhuan, Fliegender Kranich-Qi Gong

Wenn Du lange krank bist,
wirst Du selbst zum Arzt.
Wenn Du einen Weg der
Selbstheilung gefunden hast,
fürchtest Du den Tod nicht mehr.

Zhào Jin Xiang

Zhào Jin Xiang (Abb. 241), wurde 1934 in einem kleinen Dorf in der Shandong Provinz geboren. Schon als Jugendlicher interessierte er sich für Kampfsportarten, chinesische Medizin, Akupunktur, Geschichte und Kalligraphie. Als 16jähriger verließ er das Gymnasium und zog nach Beijing, um dort eine Arbeitsstelle anzunehmen. Nach einigen Jahren bekam er eine Brustfellentzündung und Tuberkulose, und seine Gesundheit verschlechterte sich rapide. 1962 war er so schwer krank, daß er in ein Sanatorium eingewiesen werden mußte.

Zhào Jin Xiang hatte eine innere Eingebung und erkannte, daß das Leben noch mehr bedeutete, als im frühen Alter an einer Krankheit zu sterben. Er nahm das Buch *Qi Gong Liaoma Shijian* des berühmten *Qi Gong*-Meisters *Lui Guai Zhen* zur Hand und studierte es, ebenso wie Bücher über westliche und chinesische Medizin. Er befaßte sich mit Meridianen, Akupunktur, der *Yin & Yang* Lehre und den 5 Elementen. Die Ärzte im Krankenhaus wußten bald nicht mehr, ob er als Patient oder Student dort war. Er sah die Notwendigkeit zum Selbststudium jedoch, weil vor ihm bereits sein Bruder und seine Großeltern an Typhus gestorben waren. Man hatte ihnen nicht helfen können.

Die Erkenntnis der engen Beziehung zwischen Medizin, *Qi* und Gesundheit veränderten sein Leben. Das praktische Üben von Meditation und *Qi Gong* ließen ihn langsam gesunden. Nach intensiver Zeit der Übung wurde er, vollkommen geheilt, aus dem Sanatorium entlassen.

In der Zwischenzeit war in ihm eine unglaubliche Wandlung vorgegangen. Er hatte gesehen, daß er nicht nur sich selber, sondern auch andere

Kranke heilen konnte. Er erkannte, daß es sogar seine Bestimmung war, anderen zu helfen. Schon im Krankenhaus hatte er seinen Mitpatienten das tägliche Stillsitzen beigebracht.

Auf der Eisenbahn-Fahrt vom Sanatorium zu seinen Verwandten in Huainan, begegnete er einem *Qi Gong*-Meister. Der nicht sehr alte und bäuerlich gekleidete Meister *Zhao* verwickelte *Zhào Jin Xiang* in ein Gespräch über *Qi Gong*. Er beriet und wies ihn an, bestimmte Übungen zu machen, worauf sich *Zhào Jin Xiang* ›leicht wie ein Vogel fühlte‹. Diese Begegnung war für ihn ein wichtiges Erlebnis. Es hatte ihn bestärkt, noch intensiver *Qi Gong* zu üben und sogar eine eigene Form zu entwickeln, die Bewegung und Ruhe (Meditation) miteinander verbindet. Beim Studieren alter *Qi Gong*-Bücher sprachen ihn Übungen des Kranichs besonders an.

Auf den Erkenntnissen alter und zeitgenössischer *Qi Gong*-Meister aufbauend, entwickelte er das *Hè Xian Zhuan*, das *Fliegender Kranich-Qi Gong*. 1980 wurde dann der *Fliegende Kranich* geboren. Mit 7 Schülern begann er seinen Unterricht im Ritan Park in Beijing. Heute

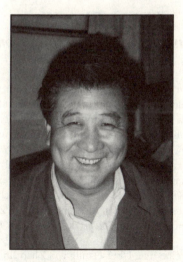

Zhào Jin Xiang, 1987

gibt es in China und auf der ganzen Welt ungefähr 15 Millionen Anhänger des *Fliegenden Kranichs*. Im Laufe der letzten 8 Jahre hat *Zhào Jin Xiang* viele Kranke geheilt. Darunter waren auch Menschen, die von der Schulmedizin bereits aufgegeben waren. Mehr als 4000 seiner ehemaligen Schüler sind inzwischen selber bekannte und erfahrene Lehrer geworden. *Zhào Jin Xiang* unterrichtet heute nur noch Studenten, die auf einer fortgeschrittenen Ebene, in daoistisch-meditativer Weise, *Qi Gong* praktizieren.

Zhào Jin Xiang, bescheiden wie er ist, sagt: »Meine Methode baut auf den Theorien und Erkenntnissen meiner Vorfahren, Kollegen und Freunde auf. Der Name *Fliegender Kranich* ist von meinen Kollegen und mir gemeinsam beschlossen worden. Daß diese Lehre so populär geworden ist, liegt daran, daß diese Bewegungen kurz und einprägsam sind. Man kann sie leicht lernen und üben und spürt das *Qi* und die Öffnung der Meridiane ziemlich schnell. Darüberhinaus wird diese *Qi Gong*-Methode von der Regierung offiziell unterstützt. In Anlehnung an das alte chinesische Sprichwort »laßt 100 Blumen blühen«, sagt er, »100 Qi-Gong-Schulen sollen blühen, das *Hè Xian Zhuan-Qi Gong* ist nur eine (Blume) davon.«[*]

Cheung Chun Wa –
Unser Lehrer aus Hong Kong

Cheung Chun Wa wurde 1933 in Sumatra, Indonesien geboren. 1957 kehrte er in sein Heimatland China zurück, um an der Musik-Hochschule in Xian Gesang zu studieren. Dort traf er seine Frau, *Liu Ya Li*. In Xian entwickelte *Cheung Chun Wa* eine schwere Arthritis und wurde in ein Sanatorium eingewiesen, wo er zum erstenmal mit *Qi Gong* und *Tai Ji Quan* in Kontakt kam. Diese Übungsformen wurden als Teil der Behandlung im Krankenhaus empfohlen. Mit Hilfe der intensiven *Qi Gong*-Übungen wurde seine Krankheit fast vollständig geheilt. Nach seiner Krankenhaus-Entlassung traf er 1981 einen Meisterschüler von *Zhào Jin Xiang* in Xian und erlernte das *Hè Xian Zhuan*, den *Fliegenden Kranich*.

[*] Dieser Text ist eine freie Übersetzung von Zhào Jin Xiangs selbstverfaßter Biographie.

Nachdem *Cheung Chun Wa* 1983 nach Hong Kong umgezogen war, reiste er im selben Jahr nach Beijing, um Meister *Zhào Jin Xiang* persönlich kennenzulernen. Nach dieser Begegnung, der noch viele weitere folgten, wurde *Cheung Chun Wa* völlig gesund. Er begann, 1983 in Hong Kong selber *Qi Gong* zu unterrichten. Seitdem hat er über 3000 Schüler gehabt.

Heute ist *Cheung Chun Wa* der von *Zhào Jin Xiang* offiziell autorisierte Lehrer für das *Hè Xian Zhuan*, dem *Fliegenden Kranich-Qi Gong*, in Hong Kong.

Petra Hinterthür

Petra Hinterthür, 1948 in Stendal geboren, in Hamburg aufgewachsen, ging 1972 für 2 ½ Jahre nach Tokio/Japan und lebte mit ihrer Familie von 1976–1986 in Hong Kong, wo sie europäische und chinesische Kunstgeschichte an der University of Hong Kong studierte. Sie hatte 5 Jahre lang chinesischen Kalligraphie-Unterricht bei zwei Kalligraphie-Meistern in Hong Kong, schrieb Kunstartikel für lokale Zeitschriften und publizierte 1984 das Buch »Modern Art in Hong Kong«. Seit Herbst 1986 lebt sie wieder in Hamburg, wo sie im Mai 1988 eine Galerie für Kunst und Esoterik, ein Begegnungsforum für Ost und West eröffnet hat.

Seit 1979 nahm sie an verschiedenen Meditationsübungen teil wie Kundalini Yoga, Hatha Yoga, Zen-Meditation und lernte *Taiji Quan*, *Taiji-Gongfu*, *Gong Qing-Qi Gong* und das *Hè Xian Zhuan-Qi Gong* – der *Fliegende Kranich*. 1983 lernte sie den chinesischen *Qi Gong*-Lehrer *Cheung Chun Wa* in Hong Kong kennen und praktiziert seitdem das *Fliegender Kranich-Qi Gong*.

Astrid Schillings

1952 wurde ich in Düsseldorf geboren und erlebte eine normalverrückte Kindheit. Zuvor arbeitete ich als Zeitungsredakteurin – später Sudienabschluß in Psychologie und Sozialpädagogik an den Hochschulen Bonn und Köln. Schwerpunkte in meinem Leben und meiner Arbeit sind seit etwa 11 Jahren: Betrachtung und Ausübung westlicher und östlicher Seelenkunde, Erfahren und Erforschen von Zusammenhängen zwischen Stillemeditation und Bewegung (BRD, Japan, Hongkong, USA), Psychosomatik, Grenzbereiche psychotherapeutischer Arbeit, Qi Gong, authentische Bewegung, Geschmack von Freude im Tanz. 1980 traf ich Graf Dürckheim und wurde Schülerin. Seit 1984 Mitarbeiterschaft in der Schule für Initiatische Therapie und Transpersonale Psychologie in Todtmoos-Rütte – zur Zeit in Form freier Arbeit in Brüssel, wo ich mit meinem Ehemann Bill Fraser lebe. Hier und im Schwarzwald gebe ich u.a. regelmäßig Kurse im *Fliegenden Kranich-Qi Gong*.

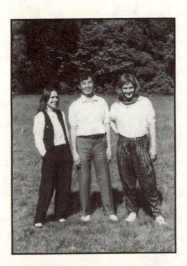

Von links: Astrid Schillings, Cheung Chun Wa, Petra Hinterthür

Anmerkungen

1 Laotse, *Tao te king, Erklärungen*, bearbeitet von Richard Wilhelm, Eugen Diederichs Verlag, Düsseldorf, 1974, S. 46/130.

2 Liu, Frank, Liu, Yan Mau: *Chinese Medical Terminology*, The Commercial Press, Hong Kong, 1980, S. 17, Section 19–21.

3 Porkert, Manfred: *Die theoretischen Grundlagen der chinesischen Medizin*, Hirzel Verlag, Stuttgart, 1982.

4 *Chinese Qigong Therapy*, Shandong Science and Technology Press, Jinan/China, 1985, S. 6.

5 Yang, Jwing-Ming, Dr.: *Chi Kung*, YMAA Yang's Martial Arts Academy, Boston, 1985, S. 9/14.

6 *Huangdi Neijing Suwen*, 3./2. Jh. v. Chr.

7 *Lexikon der östlichen Weisheitslehre*, Scherz Verlag, München, 1986, S. 159.

8 Zhào, Jin Xiang: *Zhongguo Hè Xiang Zhuan-Qi Gong (Fliegender Kranich-Qi Gong)*, Beijing Verlag, Beijing/China 1986.

9 Yang, Jwing-Ming, Dr.: *Chi Kung*, YMAA, Yang's Martial Arts Academy, Boston/USA, 1985, Kap. 1, S. 3.

10 *Chinese-English Terminology of Traditional Chinese Medicine*, Hunan Science & Technology Press, Hunan/China, 1981, S. 708.

11 Cheng Man-Ching: *Dreizehn Kapitel zu Tai Chi Chuan*, Sphinx Verlag, Basel, 1986, S. 45.

12 Chewon Kim und Won-Yong Kim, *The Arts of Korea*, Thames and Hudson, London, 1966, S. 67.

13 *The Red-Crowned Crane*, China Pictorial Press, Beijing/China, 1983, S. 27.

14 dto., S. 29.

15 Die bei allen 12 Organen auftretenden Krankheitssymptome sind entnommen aus: *Chinese-English Terminology of Treditional Chinese Medicine*, Hunan Science & Technology Press, 1981, S. 116–126.

16 Palos, Stephan: *Chinesische Heilkunst*, O. W. Barth Verlag, 1984, S. 84.

17 Die bei allen 8 Extra-Energie-Bahnen auftretenden Krankheitssymptome sind entnommen: *Chinese-English Terminology of Traditional Chinese Medicine*, Hunan Science & Technology Press, 1981, S. 124–127.

18 Cheng, Man-ching: *Dreizehn Kapitel zu T'ai Chi Ch'uan*, Sphinx Verlag, Basel, 1986, S. 45.

19 *I Ging – Das Buch der Wandlungen*, Eugen Diederichs Verlag, Düsseldorf, 1974, S. 18.

20 Colegrave, Sukie: *Yin und Yang*, Fischer Taschenbuch Verlag, Frankfurt am Main, 1984, S. 70.

21 *Essentials of Chinese Acupuncture*, Foreign Languages Press, Beijing/China, 1980, S. 40–46.

22 Ute Engelhardt: *Die Klassische Tradition der Qi-Übungen (Qi Gong)*, Franz Steiner Verlag Wiesbaden GmbH, Stuttgart, Münchner Ostasiatische Studien, 1987, S. 109/291.

23 Wu Hui Xue: *Das Geheimnis des Stillsitzens*, Hong Kong.

24 *Chinese Qigong Therapy*, Shangdong Science and Technology Press, Jinan/China, 1985, S. 95.

25 Vuth, Ilza: *The Yellow Emperor's Classic of Internal Medicine*, Univ. of Calif. Press, Berkeley, USA, 1949, 3. Jh. B. C.

26 Sie meint die unterschiedlichen Ebenen der Erscheinung des *Yin* als geheimnisvolle Kraft und des *Yang als formende Kraft. Unter Wandlung wird in der Alchimie die Läuterung zum wahren Yin und zum wahren Yang verstanden.*

Literaturverzeichnis

Bräutigam, Walter, Christian Paul: *Psychosomatische Medizin*, Thieme 1981, Stuttgart

Blofeld, John: *Taoism*, Urwin Paperbacks, 1979

Chang, Chung-Yuan: *Tao, Zen und schöpferische Kraft*, Eugen Diederichs Verlag, Düsseldorf, 1975

Chang, Edward G.: *Gesundheit und Fitness aus dem Reich der Mitte*, Scherz Verlag, München, 1987

Chang Po-Tuan: *The Inner Teachings of Taoism*, Shambals, Boston & London 1986

Chen, Yearning K.: *T'ai-Chi Ch'üan*, Shanghai P.O. Box 999, 1947

Cheng, Man-ching: *Dreizehn Kapitel zu T'ai Chi Ch'uan*, Sphinx Verlag, Basel/Schweiz, 1986

Chia, Mantak: *Tao Yoga*, Ansata-Verlag Paul A. Zemp, Interlaken/Schweiz, 1985

Chinese Qigong Terapy, Shandong Science and Technology Press, Jinan/China, 1985

Chinese-English Terminology of Traditional Chinese Medicine, Hunan Science & Technology Press, Hunan/China, 1981

Colegrave, Sukie: *Yin und Yang*, Fischer Taschenbuch Verlag GmbH, Frankfurt/Main, 1987

Dai Liu: *T'ai Chi Ch'uan and Meditation*, Routledge & Kegan Paul Ltd., London, 1986

Dürkheim, K. Graf: *Alltag als Übung*, Verlag Hans Huber, 1970, *Hara*, Otto Wilhelm Barth Verlag, 1983, *Sportliche Leistung · Menschliche Reife*, Weitz Verlag, 1986

Dictionary of Traditional Chinese Medicine, Beijing Medical College, The Commercial Press, Hong Kong, 1984

Eisenberg, David (mit Thomas Lee Wright): *Encounters with Qi*, Pinguin Book, New Jersey/USA, 1985

Engelhardt, Ute: *Die Klassische Tradition der Qi-Übungen (Qi Gong)*, Münchner Ostasiatische Studien, Band 44, Franz Steiner Verlag Wiesbaden GmbH, Stuttgart, 1987

Essentials of Chinese Acupuncture, Foreign Languages Press Beijing, 1980

Fundamentals of Chinese Medicine, East Asian Medical Studies Society, Brokkline, MA/USA, 1985

Huai-Chin Nan, Wen Kuan Chu: *Tao & Longevity*, Element Books Ltd., 1984

I Ging – Das Buch der Wandlungen, Eugen Diederichs Verlag, Düsseldorf, 1967

Krishnamurti, Jiddu: *Gespräche über das Sein*, O.W. Barth Verlag, 1986, *Last Talks at Saanen*, 1985; Victor Gollancz Ltd., 1986

Laotse: *Tao te king*, Eugen Diederichs Verlag, Düsseldorf, 1957

Lexikon der östlichen Weisheitslehren, Scherz Verlag, München, 1986

Liu, Frank und Liu, Yan Mau: *Chinese Medical Terminology*, Commercial Press Hong Kong, 1980

Lu K'uan Yü (Charles Luk): *The Secrets of Chinese Meditation*, London 1964

Miyuki, Mokusen: *Die Erfahrung der Goldenen Blüte*, O.W. Barth Verlag, Bern, München, Wien, 1984

Norbu Thinley: *Magic Dance*, Jewel Publishing House, New York, 1985

Ohsawa, George: *Cancer and the Philosophy of the Far East*, George Ohsawa Macrobiotic Foundation, Oroville, Ca./USA, 1981

Ots, Thomas Dr.: *Medizin und Heilung in China*, Dietrich Reimer Verlag, Berlin, 1987

Pálos, Stephan: *Atem und Meditation*, Wilhelm Heyne Verlag, München, 1968; *Chinesische Heilkunst*, Otto Wilhelm Barth Verlag, München, 1984

Porkert, Manfred Prof. Dr.: *Die chinesische Medizin*, Econ Taschenbuch Verlag, Düsseldorf, 1986; *Die theoretischen Grundlagen der chinesischen Medizin*, Hirzel Verlag, Stuttgart, 1982

Schellenbaum Peter: *Abschied von der Selbstzerstörung*, Kreuz Verlag, 1987

Schnorrenberger, Claus C.: *Lehrbuch der chinesischen Medizin für westliche Ärzte*, Hippokrates, 1985

Scott, Andrew: *Pirates of the Cell*, Basil Blackwell, 1987

Siou, Lily: *Ch'i Kung, The Art of Mastering the Unseen Life Force*, Hong Kong, 1973

Skinner, Stephen: *Chinesische Geomantie*, Dianus-Trikont Buchverlag GmbH, München, 1983

Starck, Siegfried und Inge: *Laotse für Manager*, Econ Verlag GmbH, Düsseldorf, 1982

Teschler, Wilfried: *Das Polarity Handbuch*, Windpferd Verlagsgesellschaft, Durach, 1988

Unschuld, Paul U.: *Medizin in China*, Verlag C.H.Beck, München, 1980

Veith, Ilza: *The Yellow Emperor's Classic of International Medicine*, University of California Press, Berkeley/USA, 1949

Williams, C.A.S.: *Outlines of Chinese Symbolism and Art Motives*, Charles E. Tuttle Company, Rutland, Vermont/USA, 1974

Wing, R.L.: *Das Arbeitsbuch zum I Ging*, Eugen Diederichs Verlag, Düsseldorf, 1980

Wu, Hui Xue: *Das Geheimnis des Stillsitzens*, Hong Kong (Eigendruck)

Yang, Jwing-Ming Dr.: *Chi Kung, Health & Martial Arts*, YMAA, Yang's Martial Arts Academy, Boston, 1985

Zhào, Jin Xiang: *Qi Gong – Fliegender Kranich*, Kungsi Verlag, Hong Kong, 1983

Zhào, Jin Xiang: *Zhongguo héxiangzhuang-qigong*, Beijing Verlag, Beijing/China, 1986

Zöller, Josephine Dr.: *Das Tao der Selbstheilung*, Otto Wilhelm Barth Verlag, München, 1984

Zhuo, Dahong: *Die Entwicklung der Inneren Kräfte*, Edition Schangrila, 1986

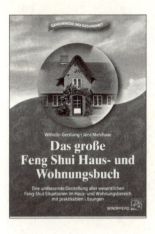

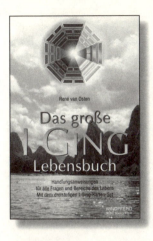

Wilhelm Gerstung ·
Jens Mehlhase

Das große Feng-Shui Haus- und Wohnungsbuch

Eine umfassende Darstellung aller wesentlichen Feng-Shui-Situationen im Haus- und Wohnungsbereich mit praktikablen Lösungen

Die Autoren beschreiben detailliert und anschaulich die wesentlichen Feng-Shui-Aspekte im Haus und zeigen praktikable Lösungen für alle denkbaren Situationen auf. Dabei wird immer auch die äußerst wichtige Verbindung zur Radiästhesie hergestellt. Anleitungen zu eigenen Energiemessungen im Haus runden diesen wertvollen Ratgeber ab. Hier wird erstmals die Einwirkung von feinstofflichen Wesenheiten beschrieben, die – neben den im ersten Band erläuterten Arten von feinstofflichen Energien – ebenfalls einen großen Einfluß auf die Harmonie und Behaglichkeit der Hausbewohner ausüben. Mit über 300 Zeichnungen.

240 Seiten, ISBN 3-89385-282-4
DM 36,00/SFr 33,00/ÖS 263,00

René van Osten

Das große I Ging Lebensbuch

Handlungsanweisungen für alle Fragen und Bereiche des Lebens · Mit dem dreistufigen I-Ging-Karten-Set

Die Zukunft ist nicht unabwendbar, sie entspringt früheren Taten, formt sich im Denken und Handeln des Hier und Jetzt und manifestiert das, was zukünftig sein wird.
Einzigartig ist die umfassende Interpretation der klaren Handlungsanweisungen: die Bedeutung der Linien. Nirgendwo sind sie bisher lebensnaher und sicherlich nicht ausführlicher beschrieben: allgemein, psychologisch, typologisch und auf die Chakraebenen bezogen.
24 Karten zeigen die universale Symbolik der Trigramme. Element- und Farbzuordnungen machen das I Ging leichter denn je begreiflich.

432 Seiten + 25 I-Ging-Karten
in Buchbox, DM 49,80, SFr 46,00
ÖS 364,00 ISBN 3-89385-174-7

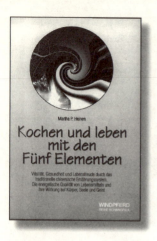

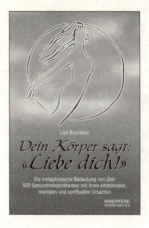

Martha P. Heinen

Kochen und leben mit den Fünf Elementen

Vitalität, Gesundheit und Lebensfreude durch das traditionelle chinesische Ernährungssystem · Die energetische Qualität von Lebensmitteln und ihre Wirkung auf Körper, Seele und Geist

Eine Ernährung mit der energetischen Wirkung des Fünf-Elemente-Systems schenkt Kreativität, Vitalität und Lebensfreude. Aber eine neue Diät ist das Fünf-Elemente-Ernährungssystem nicht – ganz im Gegenteil: vielleicht sogar das älteste und gesündeste Ernährungssystem der Welt. Über drei Jahrtausende erprobt und weiterentwickelt. Dabei geht es um das ganze Nahrungsmittel als lebendige Einheit und seine energetische Wirkung auf den Organismus. Die thermische Wirkung der Speisen spielt dabei neben den Elementen die wichtigste Rolle.

256 Seiten, DM 24,80, SFr 23,00
ÖS 181,00 ISBN 3-89385-132-1

Lise Bourbeau

Dein Körper sagt: «Liebe dich!»

Die metaphysische Bedeutung von über 500 Gesundheitsproblemen mit ihren emotionalen, mentalen und spirituellen Ursachen

Lise Bourbeau ist eine der erfolgreichsten spirituellen Lehrerinnen unserer Zeit. Mit diesem wertvollen Ratgeber zeigt sie anhand von 500 Gesundheitsstörungen, wie Krankheitsursachen frühzeitig erkannt und nachhaltig verändert werden können. Im Zentrum ihres Wirkens steht das Reifen der Seele. Dieses Reifen bedeutet, sich und andere anzunehmen und zu lieben. Dazu gehört auch das ganz bewußte Wahrnehmen subtiler Körperbotschaften. – Sie zeigen an, wo wir an unsere physische, emotionale und mentale Grenze gelangen. Ein sensibles Nachschlagewerk, mit dem wir Gesundheit, Glück, Liebe und Harmonie finden können.

320 Seiten, ISBN 3-89385-277-8
DM 29,80/SFr 27,50/ÖS 218,00

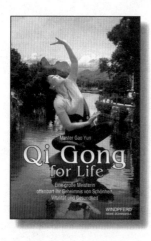

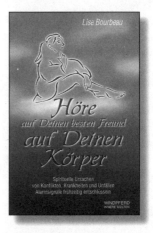

Master Gao Yun

Qi Gong for Life

Eine Großmeisterin offenbart ihr Geheimnis von Schönheit, Vitalität und Gesundheit

Master Gao, eine Qi Gong Meisterin von außergewöhnlicher Ausstrahlung, Kraft und Erfahrung offenbart in diesem Buch ihr großes Geheimnis: stets mindestens 20 Jahre jünger auszusehen als sie ist – und dabei gesund und vital zu sein.
Ihr „Qi Gong for Life" ist eine neue therapeutische Form des Qi Gong: kurze, einfache aber sehr wirkungsvolle Übungen zum Heilen von Bluthochdruck, Magen-Darm-Beschwerden, sexuellen Problemen, Schlaflosigkeit oder Übergewicht und vielem mehr. Als Ärztin weiß sie, wo die größten Probleme liegen, als Qi Gong Meisterin hat sie den sanftesten und wirkungsvollsten Weg gefunden, die Lebensenergie als solche, das Chi im Menschen zu stärken – die beste Grundage, sich rundum wohl, gesund und jugendlich fit zu fühlen.

160 Seiten, DM 24,80, SFr 23,00
ÖS 181,00 ISBN 3-89385-183-6

Lise Bourbeau

Höre – auf Deinen besten Freund – auf Deinen Körper

Spirituelle Ursachen von Konflikten, Krankheiten und Unfällen · Alarmsignale frühzeitig entschlüsseln

Krankheiten sind Alarmsignale der Seele. Diese Signale rechtzeitig wahrzunehmen und zu deuten, kann bisweilen sogar lebensrettend sein. Deshalb ist es so wichtig, zu erkennen, was tatsächlich in unserem Körper, unserer Gefühlswelt und in unserem Geist vorgeht. Sobald wir die Botschaft entschlüsselt haben, öffnen sich die Grenzen und unendliche Möglichkeiten zur persönlichen Entwicklung tun sich auf. Dieses Buch ist ein praktischer Begleiter und eine wertvolle Hilfe für all jene, die ihre innere Suche beginnen oder fortführen wollen. Lise Bourbeau ist eine ebenso populäre wie erfolgreiche kanadische Bestsellerautorin. Sie gibt international Seminare zu den Themen ihrer Bücher.

216 Seiten, DM 24,80, SFr 23,00
ÖS 181,00 ISBN 3-89385-224-7